研修医の
アタマと
心と
からだ

モヤモヤ研修生活を
どう乗り切るか？

著 水野 篤
　聖路加国際病院循環器内科

メディカル・サイエンス・インターナショナル

How to Survive Medical Residency: with Head, Heart, and Body
First Edition
by Atsushi Mizuno

© 2017 by Medical Sciences International, Ltd., Tokyo
All rights reserved.
ISBN 978-4-89592-878-6

Printed and Bound in Japan

祝，研修医

　皆さん，重ね重ねおめでとうございます。

　また，すでに研修医の皆さんは研修生活，お疲れのことと思います。

　さて，研修を始めた方も始める前の方も，研修というものを始める医療従事者以外の方も，何か新しいことが始まるというのは本当にワクワクしますよね。日本はよい所で，卒業および入学の季節に桜が咲きますので，この気分をより一層高めてくれます。この初心を忘れないことが本当に重要です。「初心忘るべからず」という言葉に加えて，次の松下幸之助氏の言葉も是非心に留めておいてください。

日々是新[1]

年があらたまれば心もあらたまる。心があらたまればおめでたい。正月だけがめでたいのではない。心があらたまったとき，それはいつでもおめでたい。

　新しいことを始めたり，就職したということなどでワクワクした感じになりますが，毎日心をあらため，おめでたい気持ちで進めることができたらこんなによいことはないでしょう。研修は大変ですが，とても充実していると思います。ただし，楽しいことばかりでなかったり，思うようにいかないこともたくさん起こります。そのようなときは，その瞬間瞬間(日単位でも)，「日々是新」という言葉を思い出し，あらたまることができたら医師の職業につけた素晴らしさ，人生の素晴らしさをきっと思い出せるのではないかと思います。

---

1. 松下幸之助．道をひらく．東京：PHP 研究所，1968．

はじめに

　研修医向けの書籍は今，たくさん出ています．具体的な抗菌薬の使い方，病歴聴取の方法といった理論上証明されているような内容はどの本にも記載されていると思います．本書では少し趣向を変え，筆者自身が研修医の頃には教えてもらっていなかった（振り返ってみると教えてほしかった）ということに触れていきたいと考えています．これから始まる研修医生活を前にして読み物として読んでもらえれば嬉しいですね．

　第1章では「アタマと心とからだ」ということで，研修医が必ず遭遇するであろう，医学的な問題・心の移り変わり・体力や技術などの基本的な項目について触れていきたいと考えています．このあたりは実際には他の書籍と重複する箇所もあると思いますので，本書では基本的な内容と切り口をかえた独自のコンセプトで語らせていただきます．

　第2章では「私たちが目指す完璧人間との間に」というタイトルのもと，第1章で触れたような能力をもとにどのように日々を生活していくのか，という実際の研修医生活について触れていきましょう．

　第3章では「備えあれば憂いなし」ということで，毎日ではないのですが，臨床医が必ず遭遇するであろう事件とも言える出来事について触れさせていただきます．

　第4章では「明るく輝く未来に」ということで，自分も生きているかわかりませんが，これから10年後という将来について少しだけ触れたいと思います．

　本書の内容をまとめると，必須能力→必須経験→必須だがまれな経験→将来像といった感じでしょうか．

　なぜこのような書籍を書いているのかということですが，臨床医になるためには，皆さんが受けられた医師国家試験のみではなく「裏医師国家試験」を通らねばならない，ということです．

　「裏医師国家試験」って何やねん，ということですが，どんな臨床医でも医療界における暗黙のルールを学習するという印象は誰もが持っているかと思います．

　Hafferty ら[1] が"hidden curriculum"と言ったものと似ている部分もありますが，卒後研修において，かなり幅の広い隠れたカリキュラムがあるのも事実です．

『ハンター×ハンター』（冨樫義博原作）というマンガをご存じでしょうか？このマンガでは主人公ゴンが表向きのハンター試験を通過してから，「念」というものを身につける裏ハンター試験があります。詳細は割愛しますが，非常に医師の裏試験と言われる様相に似ているのです。
　①世界中いたるところに先生がいて
　②通常，その「暗黙のルール」については誰も触れない
　③資格者以外には見えてこない
という点が極めて似ています。
　医師国家資格がないのに医師として10年以上働いていた人の話を聞いたことがありますでしょうか？　極めてまれな例ではありますが，この医師国家試験を通らずにこの裏試験のみを通過してきたということです。犯罪ですし許されることではありませんが，それぐらいこの裏試験を通過することは医師にとって重要だということです。
　『ハンター×ハンター』の中では「合格おめでとう」と言ってくれる人がいて，試験に合格したことがわかりますが，レジデントは，日々の忙しい業務のなかで知らない間に通過していくものです。自分もそうでした。
　本書ではそのような裏試験といってよいような，特に「暗黙のルール」形成およびそのルールの中での行動について学んでいけたらと思います。残念ながら，どんなに優秀な頭のよい天才であったとしても，研修医生活をストレスなく過ごし，患者をかっこよく診断し，患者に感謝されるような治療をすぐさま行うことはできません。理想と現実のギャップがあり，この泥臭い感じは一部の頭脳明晰な人たちにとって，かっこ悪いと感じるかもしれません。しかし，この人間くささこそが，実際には臨床医の醍醐味なのですが，少しでもスマートに過ごしたい人たち（笑）にとって，本書が役に立ってくれればと思います。
　まぁ，前置きが長くなってしまいましたが，軽い気持ちで読んでみてください。これからの明るい研修医生活のために。
　それでは始めましょうか。

---

1. Hafferty FW, Franks R. The hidden curriculum, ethics teaching, and the structure of medical education. Acad Med 1994; 69: 861-71.

目 次

1 章

アタマと心とからだ：①アタマ …… 1

知識としての EBM　1
医学部の知識は役に立たない!?　1
エビデンスあるんすか？　2
エビデンスって何ぞや？　3
エビデンス至上主義のあなたに：信頼できる論文とヒト　4

臨床現場での EBM　6
臨床現場での医師の仕事　6
テンプレとお約束：情報のカテゴリー化　8
ときめく？ vs. ときめかない？―abstraction―　9
スラング：裏医師国家試験の用語集　10
知恵袋を絞る？　使う？―用語と検索―　11

EBM の実践　13
千里の道も一歩から：EBM の実践 ―定式化①―　13
まだまだ一歩目：EBM の実践 ―定式化② PICO―　15
続きは Web で：EBM の実践 ―検索―　15
意思決定の責任：EBM の実践 ―患者への適用―　17
first who, then what：臨床医の信頼　19

EBM vs. NBM vs. MBM　21
MBM　21
屋根瓦　23
MBM と EBM の間に：三次資料　24
うまい話には気をつけろ ―三次資料の注意―　25
即読スルー（？）―三次資料の読み方―　26
自分を表現する本棚 ―三次資料のカテゴリー化―　27

エビデンスと言わない知識　30
今日の非常識は明日の常識　30
常識を体感することの意義　31

臨床推論　33
神格化した診断　33
カテゴリー化のその先に　34
ピンとこない確率　35
確率を規定する大切なもの　37
診断する意義　39
診断の意義は予後予測にあり　43

アタマの鍛え方　48

アタマと心とからだ：②心 …… 51

心の変遷　51
知識だけでは，よき医師にはなれない　51
心の変遷　52

患者に対する心　53
医療従事者として対応する　54
人として対応する　58
客観性の強要　60

逃げてはいけない　62

危機対策　63
　　周りの人に対する心　66
　　　まず，チームの一員として働く　66
　　　チームへの過度の期待　70
　　　周囲の同僚への期待　71
　　行ってはいけないこと　73
　　自分に対する心　75
　　　自分を理解する　76
　　　ストレスを理解する　77
　　　期待と現実のバランス　78
　　　ネガティブな感情に負けそうになったら　83
　　なぜ心は揺れ動くのか　88
　　医師の感情　89

アタマと心とからだ：③からだ　93

　　実際の研修医の手技　93
　　　診察・検査・手技　94
　　　蘇生能力　95
　　　縫合・止血　102
　　　挿入法　106
　　　穿刺法　108
　　　最後に手技を行う人たちの心得　110
　　匠の技の伝承：みて，聞いて，教えて　111
　　　see one → see(sea, si) one　112
　　　do one → do one with consideration　114
　　　teach one　116
　　身体診察　117
　　　観察眼　117
　　　捨てたものを拾い集める　118
　　　感受性を高める　119
　　　視診・聴診・触診：客観性のある所見に特化する　120
　　当直について　122
　　　初めての当直　122
　　　夜間外来・救急外来の当直　123
　　　病棟当直　127
　　　オンコール　129

2章　私たちが目指す完璧人間との間に　131

　　コンピテンシー　131
　　　私たちが目指す完璧人間　131
　　　頑張る先にあるもの　132
　　　大切なものは目にみえない　132
　　　完璧人間を目指すために　133
　　研修医の1日から考える：効率性・時間対効果　135
　　　研修医の1日　136
　　　①回診の仕方　139
　　　②（ベッドサイド）プレゼンテーションを切り抜ける　143
　　　③看護師との申し送り　147
　　　④検査オーダー・処方，診察の実際　155
　　　⑤レクチャーの是非　157
　　　⑥指示出しについて　158

⑦診療録記載について　159
　　研修医のポケット　161
研修医のプライベート　163
　　プライベートの崩壊　163
　　プライベートの復活　165
　　医者はケチ　166

3章　備えあれば憂いなし …………………………………………………… 169

mortality and morbidity　169
　　人が死ぬとき：「胸を張りなさい」　169
　　三種の神器とその奥にあるもの　171
　　医師としての人間力：胸を張れるか？　172
　　部屋の中の緊張：みんなわかっている　173
　　死亡宣告までの時間　175
　　終末期におけるバイタルサインのバランス感覚　178
　　剖検：心意気が問われる仕事　181
　　M＆Mカンファレンス　184
訴訟との闘い　186
　　姿勢　187
　　記録　188
　　患者説明の実際：インフォームド・コンセントとは？　189
　　そして再び心　191
学習とコミュニティ　192
　　病院外での勉強会　192
　　コミュニティでの信頼を得る方法　193
　　カンファレンス・レクチャーで寝てしまう人に：取捨選択の時間　194
　　勉強会：of yourself, by yourself, for yourself　196
to error is human　197
周りに頼るということ　198

4章　明るく輝く未来に …………………………………………………… 201

キャリアプラン（パス？）　201
　　初期研修と信頼　201
　　はっきり言って一長一短　202
　　本当に大切なものは人（仲間）　202
キャリアと後期研修病院の勘所　203
人の選び方　204
大学院：博士号・専門医・その他の資格　205
臨床＋αの資格　206
＋αの道　207
勤務医と大きな（？）夢について　209
医療と信頼　210
人と人とをつなぐもの（ネットワーク）　211
　　コミュニティのデメリット　212
10年後の自分：5年で飽きる？　213
　　10年で得られるもの　214
MDでいること　215
継ぐということ　216

　　用語集　218

Chapter 1 アタマと心とからだ：①アタマ

　本章では最低限必要とされる，医師を形成する3要素：アタマ・心・からだを取り上げてみたいと考えています。まずはアタマから。

知識としての EBM

医学部の知識は役に立たない⁉

　研修医になって一番感じるのは「医学部の知識は役に立たない！」ということではないでしょうか？　「突然何を言い出すんだ！」と感じられた方もいらっしゃるかもしれません。まず最初の章は「アタマ」ということで，何と言っても知識に関しての話をしていきたいと思います。

　これまで，先生方は医学部6年間でさまざまな知識を得て，医師国家試験に合格されたと思います。しかし，実際の現場に出て驚くでしょう。医学部で勉強してきた知識は**全く役に立たない**と感じるのです。

　これはどんな医学生でも卒業して医師になって最初に感じるはずです。医学部で学習したような紙面での知識は，本当に基本の基本であり，どれだけ勉強していたとしても，臨床現場での経験がなければ「生きた知識」にはならないのです。この「生きた知識」と医学部で学習してきた知識とのギャップを埋めることこそが**裏医師国家試験**の合格基準となります。そして，この合格基準のあいまいさから臨床が嫌だと感じる先生も多々いることと思います。

　それぐらい医師になるということと国家試験に合格しているだけということの間にギャップがあるのです。

　このギャップを埋めるために必要な知識があります。まさしく，生きた臨床の知識のために考案されたものである"EBM（evidence-based medicine）"から始めていきましょう。

最初に臨床現場に出て感じること
医学部の知識は役に立たない

エビデンスあるんすか？

レジデント 「60歳の男性が肺炎で入院されました。白血球が200です」
指導医　　「抗菌薬は投与されているな。後は生もの禁止にはしているか？」
レジデント 「生ものですか？　エビデンスあるんですか？」
指導医　　「とにかく禁止だ！」

皆さんはある意味よい時代に研修をされていると思います。なぜならEBMという臨床医に強い武器があるからです。EBMというと今の時代ではやや頭でっかちなイメージすら付きまといますが，数十年前までは，「オレがこう言ってるんやから正しいんや！」「オレの経験によればな……」というBBM（部長-based medicine）：権威に基づく治療が行われていたわけです。

それが今となっては，医学生の勉強会でも研修医の勉強会でも，実臨床においても研修医の先生が「それってエビデンスあるんですか？」と尋ね，指導医の

Column　JAMA User's guide ①

さすがJAMAさんはやり手で，EBMの定義がされた直後1993年から「Users' Guides to the Medical Literature」という連載を開始しました[1]。この最初に論文の選定のためのスクリーニングガイドがあります。直接読んでもらえればよいのですが，少し紹介しておきましょう。

その記念すべき第1回で取り上げられているエビデンスとなる論文の種類について記載があります。面白いことにprimary studyとintegrative studyに分けられており，さらにそれぞれ4つずつに細分化されています。

primary study：治療・診断・侵襲（harm）・予後
integrative study：総論（overview）・臨床ガイドライン・決定分析・費用分析

今回，この内容を取り上げたのは，これらの項目は臨床医が行う，またはエビデンスを考えるべき項目を総括してくれているからです。我々は「診断し，治療を行う。それには侵襲を伴い，予後を考慮した臨床行動が必須である」ということです。ただし，実際に**言うは易く行うは難し**ですが。

先生が「うっ……」とか「残念ながら……」となるシーンも多々見かけます。では，ここでもう一度振り返っておきましょう。EBM の最初の頭文字である E＝evidence（エビデンス）とはなんでしょうか？

「ガイドライン」「RCT」でしょうか？

エビデンスって何ぞや？

レジデント　「収縮期血圧 50 mmHg のショックです！　もともとステロイド内服中の 33 歳男性です。敗血性ショックです」
指導医 1　「PCPS*ですね」
指導医 2　「敗血性ショックの PCPS にはエビデンスありません！」
指導医 1　「エビデンスはある！　この論文には…… !!」
指導医 2　「エビデンスはない !!　むしろ禁忌だ。この論文には…… !!」
レジデント　「……（エビデンスって何だろう）？」

　EBM は「エビデンス（根拠）に基づく医療」と日本では訳されています。Sackett ら[2]による定義では，"Evidence based medicine is the conscientious, explicit, and judicious use of **current best evidence** in making decisions about the care of individual patients."とあり，日本語では「入手可能な範囲で最も**信頼できる根拠**を把握したうえで，個々の患者に特有の臨床状況と患者の価値観を考慮した医療を行うための一連の行動指針」[3]とされています。

　まぁ，細かい文言はともかく，ただ単にガイドラインを参照するというのではないということですね。そして，この**信頼できる根拠をエビデンス**と言っています。

いいですか？　信頼です！

---

* 経皮的心肺補助法（percutaneous cardiopulmonary support）

「最も信頼できる根拠」は一般的には質の高い研究方法で得られた知見です。皆さんが大好きな，NEJM，JAMA，Lancetなどがそのような質の高い研究を掲載していることはもうご存知でしょう。「信頼できる根拠」という表現があるといつも「根拠」，「研究方法」だけが先歩きするのですが，実際に結局問題になるのは最後には，**信頼**です。

　おいおい，ええ加減なことを研修医に教えるな，と言われそうですが，ちょっとよく考えてほしいのですが，信頼度＝再現性という言葉で科学性を持たせることがありますが，よくよく考えても，完全に同じ条件で行える研究というのは非常にまれです[4]。したがって，「信頼されるかどうか」ということは，1つは先ほど挙げた雑誌，もしくは「人」で判断するしかないのです。自分の言いたいことに合致するようなものだけを信頼して「エビデンス」を語らないようにしましょう。

エビデンスとは「信頼できる根拠」

エビデンス至上主義のあなたに：信頼できる論文とヒト

　今，世界ではpublishされる論文数って年間いくつあるか知っていますか？ PubMedに収載されているものだけでも年間100万本は下りません。皆さんがいくらエビデンスに強い強いと言われているような優秀な先生であろうが，その大量に出ている論文にすべて目を通している方はいらっしゃらないはずです。では，どのようにそれぞれの論文を選んで実臨床に生かしているのでしょうか？　そうです。信頼できるものだけを抽出するのです。

　その「信頼」できる対象というのは，論文を提出している研究室（ラボ）であったり，人そのものでもよいかもしれません。研究の重要性や歴史的背景をしっかり加味した「巨人の肩の上に立つ」人たちこそが信頼に足る人たちということです。そのような信頼に足る人たちが評価したNEJMやLancetといった有名雑誌に掲載を許可された論文も信頼を得ることになります（PubMedでは約120の臨床雑誌を"Core clinical journal"としてフィルターできるようになっています）。

ここでもう一度考えてみましょう。毎月限りなく多くの論文が世の中に出ていますが，これらをすべてエビデンスと言うでしょうか？　よく勘違いされて巷で用いられているこの「エビデンス：根拠」という言葉は，「最強だ！」というイメージすらありますが，実際には信頼といったファジーなところであるこ

表1　エビデンスの質と推奨度

質	
高 / A	真の効果が効果推定値に近いという確信がある
中 / B	効果推定値に対し，中等度の確信がある。真の効果が効果推定値に近いと考えられるが，大幅に異なる可能性もある
低 / C	効果推定値に対する確信には限界がある。真の効果は効果推定値とは大きく異なるかもしれない
非常に低い / D	効果推定値に対しほとんど確信が持てない。真の効果は，効果推定値とは大きく異なるものと考えられる
推奨度	
強	介入による望ましい効果(利益)が望ましくない効果(害・負担・コスト)を上回る，または下回る確信が強い
弱	介入による望ましい効果(利益)が望ましくない効果(害・負担・コスト)を上回る，または下回る確信が弱い

(出典：Reprinted from [Balshem H, Helfand M, Schünemann HJ. GRADE guidelines: 3. Rating the quality of evidence. J Clin Epidemiol 2011; 64: 401-6.] with permission from Elsevier.)

Column　JAMA User's guide ②

ここでは，少し integrative study の項目も見ていただきたいと思います。
primary study：治療・診断・侵襲(harm)・予後
integrative study：総論(overview)・臨床ガイドライン・決定分析・費用分析，でした。
　つまり，「全体の包括的な知識を持ち，臨床ガイドラインの使用方法を理解し，費用に関しても知識が豊富にあったうえで，科学的に意思決定を行えるようにすること」です。これは，やや管理者的観点のようにも感じます。費用対効果などは今でもなお大切なトピックです。
　初期研修では前のコラムで触れていた primary study を中心に学びましょう。3年目以降は integrative study に興味を持つ医師が出てきます。この費用対効果などの研究を行うには結局そのような解析を行っているところにしかデータも経験もありませんので，臨床現場からは離れていくことが多いです。今後先生たちが指導医になる頃には，これら両方をプロとして質高く行える hybrid な医師が増えてくると思います。

とを忘れてはなりません．もちろんそんなファジーな状態のみではなく，ガイドラインではこれらをよりまとめるために，エビデンスの質と推奨度を示すものがあります．さらに近年では，システマティックレビュー・ガイドラインにおいて GRADE(Grading of Recommendations, Assessment, Development and Evaluation)で質と推奨度が評価されています．このように努力していますが，まだまだあいまいな部分もあるということは理解しておきましょう．

臨床のガイドラインなどの最初に必ず記載がありますので，是非チェックしておいてほしいですが，忙しい臨床医にとっては，この class Ⅰ，grade A など推奨度の高いもののみをピックアップすることは最低限のアップデートをするには有効です．

ここまでエビデンスについてエビデンス側の定義から入っていました．そろそろ飽きてくるでしょうから，次の項では臨床側からエビデンスの実例を見直して，最後に統合してみましょう．

信頼できる程度は
エビデンスの質・推奨度で表現される
忙しければ優先順位の高い，推奨度が高いもののみ
チェックするべし!!

臨床現場での EBM

臨床現場での医師の仕事

エビデンスに基づき，目の前の患者に行為を行うのは**臨床現場の医師**です．ここを忘れてはいけません．

> 65 歳女性
> 発作性心房細動を健康診断で指摘された
> これまでに病気は指摘されたことがない

上記のような患者さんが先生方の目の前に現れたとしましょう。先生は医師としてどうしますか？ OSCE(objective structured clinical examination：客観的臨床能力試験，通称オスキー)で言えば，「本日はいかがされましたか？」という open-ended question でしょうか。最初から YES/NO で答えられる closed-ended question でいくのはよくない，と言われたことを思い出すかもしれません。学ぶことは問題の抽出方法です。いかにすべての問題を抽出するのか，患者が何を問題視しているのか，ということです。

医師が患者に出会ったとき，そこでするべき仕事は2つです。

①問題の抽出
②問題の解決

解決方法の中に診断や，薬物療法や手術といった治療があるのです。問題の抽出と解決ですので，「隣人とケンカして最近，仲が悪い」と言ってしまえば，広く本人の社会的問題から派生する医学的問題になることもあるので，臨床現場では，「どこまで問題とするか？ どう解決できるのか？」ということも同時に客観的に考える必要があります。

医師の仕事という観点から，65歳の心房細動患者に戻りましょう。この患者は，極めて一般的な黄金のフレーズで，我々の診察を開始させてくれました。「健康診断で異常って言われたので来ました」。

日本の健康診断は素晴らしいですね。この患者において何が問題でどのように解決しましょうか？ 考えてみてください。まず問題の抽出について触れていきましょう。

医師の仕事の基本
①問題の抽出
②問題の解決

テンプレとお約束：情報のカテゴリー化

問題抽出ってどうやるんでしょうか？　では少し，情報全体からの流れをみてみましょう。

この健康診断で異常を指摘された患者さんに対して，医師はどのように考えるかというと，

　65歳女性
　発作性心房細動
　既往歴に特記すべきことなし

といった感じでしょうか？　こうすれば，いいですね。ここまでくれば，親近感がわきます。いきなり国家試験の問題のようになってきました。簡単に言えば，問題抽出のために，情報全体から考える過程はプレゼンテーションのフォームに落とし込むと言えば，より理解はしやすいかもしれません。**テンプレ化**ですね。この辺りは**お約束**といってもよいでしょう。要するに，実際の情報からこのテンプレートに落とし込むこの流れを理解してもらうのも1つの裏国家試験です。

では，プレゼンテーションのフォームの例を以下に示します。

表2　プレゼンテーションのフォーム例

- ID：identifying information（年齢・性別・人種など）と主訴
- 現病歴
- 既往歴
- 薬物内服およびアレルギー
- 生活歴と家族歴
- 身体診察所見
- 血液検査・画像検査
- まとめ
- アセスメントとプラン

〔出典：Deshpande GA，水野　篤，北田彩子．Dr. D（デシュパンデ）のはうつ〜プレゼン in English（第1回）プレゼンの成否は最初で決まる．ID&CC は短く，HPI は詳細に！．レジデントノート 2015, vol. 17 No. 13, 羊土社：2494-8 より許可を得て転載〕

それぞれの項目はすでに聞いたことがあると思います。こうすれば，国家試験に非常に近くなり，皆さんにもより明確に問題が見えるようになるはずです。この作業を本書では情報のカテゴリー化としましょう。

問題の抽出のためには
情報のカテゴリー化

ときめく？ vs. ときめかない？ —abstraction—

患者さんの情報をカテゴリー化するということはイメージしやすいと思います。医師国家試験でも，臨床問題と一般問題というものがあったと思います。臨床問題も突き詰めれば最後には一般問題と同じになったことは記憶に新しいのではないでしょうか？

情報量で言えば，こうです。

実臨床＞臨床問題＞一般問題

イメージとしては実臨床のあふれかえらんばかりの情報を臨床問題レベルまで落とし込み，最終的に一般問題ぐらいまで簡潔にする作業に必要なことは，

必要な部分を抽出し，必要でないものを「捨てる」

Column　日本人はカテゴリー化がお好き

日本人はなんだかんだ言っても，カテゴリー化が好きです。血液型診断と性格が関係ないという論文（縄田健悟．血液型と性格の無関連性．心理学研究 2014, 85, 148-56.）が数年前にメディアに取り上げられました。

しかし，結局みんな血液型分類していますよね？　情報量が多すぎると判断の根拠にならないようです。カテゴリー化すれば，情報量が減少し，極論できるテンプレートに当てはまるので，その場での理由づけになります。

「○○さん，A型なんですね？　どおりで〜！」。おいおい……。ただ理由がほしいだけなのです。ちなみに自分は AB 型です。お察しください。

こととなります。これは情報のabstraction，取捨選択です。ここで必要な情報を捨ててしまうことだってあります。これが誤診といったようなことに発展することすらあります。ですので，情報をうまく取捨選択する能力こそが臨床医には必要なのです。

　捨てるには勇気が必要です。先ほどのプレゼンテーションでも触れましたが，この「必要な」ということをよく「pertinent ぱーちねんと」と言います。例えば，胸背部痛があったとして，労作時に痛いということであれば，この所見は陽性所見として pertinent positive といいます。脈の左右差がないというものなどは診断に必要ですので，陰性所見としても捨ててはいけません。こういう必要な陰性所見を pertinent negative といいます。このあたりに確実な正解はありません。

　今回は「発作性心房細動」ってもうすでに記載してしまいましたが，患者さんは健康診断の結果の用紙をそのまま渡してくることすらあります。その多々ある結果をみて，何が問題か，何が問題でないかを確認していかなければならないのです。一番大切なことは「捨てる勇気」です。

問題の抽出のためには
捨てる勇気
ぱーちねんと！

スラング：裏医師国家試験の用語集

　ここでの取捨選択のポイントは，研修医レベルで重要なことは key word を覚え，それらに落とし込むことです。国家試験で臨床問題を一般問題のレベルの情報量に落とし込むとき，無意識にでも行っているはずですよね。

　今回も健康診断の結果では「異常：心房細動」*と記載があったとします。心房細動を指摘された患者さんが診察室に来たら，まず症状を確認し，今，心房細動かどうか脈を確認します。open-ended question も重要ですが，より情

---

* 循環器内科医は健康診断の心電図異常とあっても，実際の心電図記録を見るまで信用しない，ということなど考え方の詳細については，本書では割愛させてください。

報を取捨選択するためには closed-ended question が必要となります。closed-ended question も捨てたものではありません。

そのポイントが,

無症状・発作性

といったものです。何気なく使っていますが,なぜこのようなポイントがあるのかというと,無症候性発作性心房細動という医学用語＝key word に変換することで次に問題解決に役立つのです。ここまで行ってようやく問題抽出です。診断学ではこのような場合に役に立つ用語は"high yield"とか,"semantic qualifier(SQ)"と表現されることがあります。なにやら強そうなイメージですが,要は**適切な用語**に交換する必要があります。

学生のときからすでに勉強会に参加されているような人にとっては,もうイマサラですが,用語を知らないと話になりません。この用語集こそが**裏国家試験の用語集その①**です。この用語を使って病歴をまとめたりすることを「翻訳」と表現されることもあります。いわゆる翻訳ですから,異国の単語を覚えて使う作業に近いと思ってもらってよいです。

適切な用語を知らねば始まらない
semantic qualifier !!

知恵袋を絞る？ 使う？ ―用語と検索―

用語に関する知識の必要性はこれまで述べてきたことからもご理解いただけていると思いますが,何より困ったときにイマドキの先生方は検索という方法をとりますよね？

例えば,瓶の蓋を開けたいと思ったけど,いろいろやり方を聞いたことがあるなぁ,だけど全く覚えていないというような場面では「瓶の蓋が開かない」と入れることもありますが,むしろ「びん,ふた」というよう単語を使います。Google などはオートコンプリート機能があるので「瓶 蓋 開け方」のようなガ

イドが出てきます[5]。漢字すら知らなくともある程度補足してくれます。

　ただ，びん，ふたという単語がわからなければ検索できませんね。我が家には娘がいて，よく音声検索を用いているのですが，適切な用語がわからない場合には本当に調べたい内容には到達できないことがわかります。

情報収集にも，基本となる用語の知識が重要だということです。

　治療方法などで悩むことだってあると思います。この場合にあいまいな用語ではなく，適切な用語を使用し，検索する必要があるのです。そしてその用語によって検索結果が全く異なることが多々あります。

　例えば，循環器の例ばかりで恐縮ですが，ST上昇型急性心筋梗塞（STEMI）に関してカテーテル治療をしますよね。できるだけ病院来院後90分以内にカテーテル治療を行いますが，この治療はカテーテル治療：catheterizationという用語では意味がやや異なります。循環器ローテーションした研修医は"primary PCI"という用語を覚えておいてもらわなければ困ります[6]。なぜなら歴史的には血栓溶解療法を最初に行う時代があり，今，PCIが先行するようになったこの歴史的な背景を含んだ用語こそが，ST上昇型心筋梗塞の治療だという共通認識があるからです。

　用語を知らないと，検索結果が異なります。必要に応じて検索するためには歴史も用語も必要となります。

　STEMI以外の急性冠症候群に対する緊急でのカテーテル治療は"early invasive strategy"という表現を用います。この辺りの英語用語は慣れる，もしくは，このような表現方法に到達しなければわかりません。これらはSQに似ていますね[7]。

　これらの用語が使われ始めた歴史などを考えると，それらの疾患や治療に関してより興味がわきますし，医師としてのこれまでの「巨人の肩の上に立つ」*意義がわかるのではないでしょうか？　これらの歴史こそがエビデンスとしての信頼に足るものなのです。

---

*　万有引力の法則で有名なアイザック・ニュートンが使った表現とされ，先人らの研究があって，その積み重ねにより，次に続く研究の成果があるという意味。

検索にも用語が必要
「巨人の肩の上に立つ」には用語を知るべし！
歴史はおのずと知れる

EBM の実践

千里の道も一歩から：EBM の実践 —定式化①—

大分離れてしまいましたが，もとの症例に戻りましょう。

65 歳女性
無症候性の発作性心房細動

どう問題なのか，ということです。国家試験に合格しているので，心房細動の問題ぐらいはわかっているかもしれません。ここでは**心房細動の血栓の問題**に焦点を当てましょう。

この思考回路は重要です。先ほども言いました。問題の抽出と問題の解決だと。他にも，遺伝的要素とか飲酒とか心房細動の原因にもいろいろな課題・問題（プロブレム）はあると思いますが，血栓の問題に焦点を置くということになって，ようやくエビデンスの話に到着できます。ひとまず他の問題は完全に置いておくのです。健康診断で LDL コレステロールが高かろうが，中性脂肪の数値が高かろうが，まずこの問題だけに焦点を絞らなければ，実はほとんどのエビデンスは使えないのです。今回の心房細動→抗凝固療法は比較的簡単な例ですが，問題の焦点の置き方は，疫学データや予後という幅広い知識に加えて経験も必要です。是非，指導医の先生の考え方を盗みましょう。ということで，

65 歳女性
無症候性の発作性心房細動
抗凝固療法をすべきか否か？

この文章になれば，すべきか否かで 1 か 0 に落とし込めました。このとこ

ろまでの問題抽出のことを EBM の世界では問題の「定式化」といいます。EBM の実践において，教科書的には以下のような **5 つのステップ**[8] で行うとされています。おいおい，**5 つ**もあるのかよ，面倒くさいなと言われそうですが，実際には臨床では無意識レベルに行うことになるでしょう。

　流れを少なくとも理解してください。これまでは，この step 1 について話をしていたわけです。定式化というのは問題の抽出で，情報のカテゴリー化・取捨選択ですよね。ちなみにこの step 2 の情報検索の際に，先ほどの用語が必須になるということです！

　　　　step 1　目の前の患者についての問題の定式化
　　　　step 2　定式化した問題を解決する情報の検索
　　　　step 3　検索して得られた情報の批判的吟味
　　　　step 4　批判的吟味した情報の患者への適用
　　　　step 5　上記 1～4 のステップの評価

EBM の実践
5 つのステップを理解せよ！

Column　医療情報について

医療情報の有用性は，
　{適切性（relevance）×妥当（validity）} /｛労力（work）×費用（cost）｝とされています[9]。
　皆さんは恵まれた時代にいます。費用を払えば，労力を減らすことができるのです（今は多くの病院で UpToDate も読めると思いますが，自分が必要と感じたものに費用をケチってはいけません）。
　こういう出費に**意外に医者という人種はケチ**なのです。例えば，論文を書くときのソフトでも，英文校正などでもそうです。ケチればよいというものではないということを知っておく必要があるでしょう。時間は限られているので，有効な方法でより効率よく検索していく必要があるでしょう。自分の中で，常に費用対効果・時間対効果というものの視点があってもよいかもしれません。

まだまだ一歩目：EBMの実践 ―定式化② PICO―

問題の定式化においては少しコツがあります。先ほどのような1か0かに分けてしまわないといけないのです。これは一次資料を検索するなど，論文を読む際にも必要なので少しだけ触れておきましょうか。**PICO**です。覚えていますか？　習った？　はずです……。

- **P**atient：どんな患者が
- **I**ntervention：どんな介入を行う・曝露を受けるのは
- **C**omparison：どんなものと比較して
- **O**utcome：どうなるか

どの論文もたくさんあって全文読むには長いので，このように焦点を「見える化」することはきっと役に立つはずです。実際の患者を診察し始めれば，わかると思いますが，人というのは複雑です。考えれば問題点は∞(無限大)で，**今一番問題とすること**のみに焦点を置いて取捨選択しなければいけません[10]。ということでこのPICOで，今検討したい事項に関して考えていくのが基本です。しつこいですが，念のため注意です。

患者1人に問題が1つしかないわけではありません。

そのときに悩んだ事項を1つずつPICOにしていくしかないのです。

EBMの実践
定式化(step 1)にはPICO！

続きはWebで：EBMの実践 ―検索―

実際のエビデンスの検索に入りましょう。上記のEBMの実践におけるstep 2に当たるのですが，いくつかの方法があります。

①一次資料：PubMedやGoogle Scholarで原文検索

②二次資料：UpToDate や Cochrane Library，そして，なんといっても ガイドラインを用いることが一般的です。

結論を言ってしまえば，残念ながら初学者は一次資料から必要十分な情報を得ることは難しいと思います。

もちろん1つずつ信頼できる論文を調べていくことも大切なのですが，実際の研修医生活では時間対効果が悪すぎます[11]。ということで是非，二次資料を使用してください。これは指導者によっては「ケシカラン」と怒られるかもしれませんが，余裕のある先生のみが是非原文検索してもらうということでよいでしょう[12]。このイザというときに検索するのに先ほどの用語が生きてくるでしょう。

自分も研修医の時代には UpToDate を読みまくりました。今のように，多くの病院に無料でアクセスできるわけではなかったので，研修医同期で契約して，勉強するという完全手弁当方式でした。懐かしいです。元々病院で契約されていても，残念ながら意外に使用しない人が多いということも事実です……。そういう人たちには身銭を切ったもののほうが力になります。一番強いのは自分のいる環境を最大限に生かせる人ですが……（笑）。

Column　検索ツール

検索ツールには PubMed，Scopus，Web of Science，Google Scholar などいくつかありますが[13]，2大検索ツールと言えば PubMed と Google Scholar です。まずこの2つは「どう違うねん？」ということですが，PubMed はより official，しっかりしている，少し遅い，全文検索ではない。それに対して Google Scholar は全文検索，早い，引用されている文献を調べることが容易，ということがポイントです。二次資料である程度目星がついたら，さらに調べるのには Google のほうがより早いです。

自分は Google と Scholar を同時に入力しながら，step 1 で見落としている用語を探します。その用語でさらに PubMed で検索したりして，より包括的な文献検索を行います。この辺りの方法論はいくつかありますが，自分はこんな感じでやっています。

全文検索の Google Scholar はその速度感にいつも感心しています。ただ，一部の契約している方は Scopus リンクや ScienceDirect から関連する文献を一気にダウンロードできるシステムもありますので，各施設や自分の必要な方法をより洗練していっていただけたらと思います（施設によっては PubMed から施設の契約している文献にリンクがあるものがあります）。ここは是非，バリバリやっている先輩の先生に相談するタイミングです。情報はあって困ることはありません。

自分の感覚ですが，①の原文検索からアプローチして②二次資料と同じような知識のレベルに到達するには，1つの疑問あたり最低数 10〜100 本の論文が必要だと実感しています．逆に，二次資料とか review というようなものに関しては基本的に全般的なテーマについてまとめてくれているので大体 3 種類ぐらい読めば，これ以上の情報が集まらないとも考えられています．初学者にとってどちらが効率がよいか[14]？　悩むまでもありませんね．

一次資料と二次資料の違い
初学者は二次資料を使え！

意思決定の責任：EBM の実践 ―患者への適用―

　通常の流れでいけば，step 3：批判的吟味です．研究ごとにチェックシートなどで評価するのが古くからのお作法ですが，実臨床では前述の二次資料：システマティックレビュー・ガイドラインなどですでに与えられた推奨・解説をもとに考えることのほうが多いでしょう．本書では，勇気を振り絞って step 3 は飛ばしました．もちろん適切な批判的吟味を勉強しておくに越したことはありません．本書では割愛させていただき，より臨床現場で重要となる step 4：患者への適用のところに入ります．

　今回は二次資料の情報をもとに考えてみましょう．しつこいですが，65 歳無症候性の心房細動に抗凝固療法するか，ですが，ガイドラインによれば，発作性心房細動の脳梗塞リスクは持続性と同様のようです．そして抗凝固療法の適応は $CHADS_2$ スコアもしくは，CHA_2DS_2-VASc スコアで評価するべきということです．

　本症例においては，$CHADS_2$ スコアは 0 点，CHA_2DS_2-VASc スコアは 1 点です．エコーでも心筋症がないとしたら，脳梗塞年間発症率は 1.3％ということです．CHA_2DS_2-VASc スコア 2 点は抗凝固療法を行いますが，1 点では考慮可です．

　ここで，臨床現場に出る先生方にとって重要なことは，我々の臨床現場では脳梗塞発症率という**確率**などより，「抗凝固療法をするかしないか」という 1 か 0 かのほうが臨床医の理解をまだ得やすいです（つまり一定のスコア以上で

あれば使うといったような「全か無かの法則」*)。臨床医は「決定するということの大切さ」を理解しているからです。

　もう1点，検索情報の補足として，この年間発症率1.3%に対してUpToDateでは"Many of our experts do not anticoagulate women with no other risk factors."と記載がありますので[15]，多くの信頼できるエキスパートも使わないということのようです。我々の臨床現場の声をより反映してくれていますね。この説明のすぐ上に非常に大切なことが記載されています。

　"Clinical judgement will play an important role in helping these patients choose between anticoagulation or no anticoagulation."となっています。これこそが真実をあらわしています。誰が決めるのか？

表3　CHA_2DS_2-VASc スコア

	危険因子		スコア
C	Congestive heart failure/LV dysfunction	心不全，左室機能不全	1
H	Hypertension	高血圧	1
A_2	Age≧75y	75歳以上	2
D	Diabetes mellitus	糖尿病	1
S_2	Stroke/TIA/TE	脳梗塞，一過性脳虚血発作，血栓塞栓症の既往	2
V	Vascular disease(prior myocardial infarction, peripheral artery disease, aortic plaque)	血管疾患（心筋梗塞の既往，末梢動脈疾患，大動脈プラーク）	1
A	Age 65〜74y	65歳以上74歳以下	1
Sc	Sex category(i.e.: female gender)	性別（例：女性）	1
	合計		0〜9

〔出典：European Heart Rhythm Association; European Association for Cardio-Thoracic Surgery. Guidelines for the management of atrial fibrillation: the Task Force for the Management of Atrial Fibrillation of the European Society of Cardiology (ESC). Eur Heart J 2010; 31: 2369-429, by permission of the European Society of Cardiology.〕

＊　ボウディッチによりカエルの心臓を使用した実験結果に基づいて1871年に提唱された。筋肉の例えです。学校で習いましたよね。

医師である，あなたと患者です．

臨床からの情報として，「一部分の情報を取捨選択し，用語にまとめて，結局は信頼という少しあいまいな印象すらある根拠から，最後は全か無かの法則に落とし込む」という「責任」が皆さんにあるのです．

医師の仕事の一番のところはここです．ちなみに，責任という表現はよく勘違いされがちですが，「脳梗塞になったとき」の訴訟責任を取ることではありません．「情報をまとめて，患者と相談し，決定するという流れを提供する」責任なのです．

実際の論文の内容や，エビデンスの質に関する議論は尽きませんし，非常に素晴らしいのですが，逆にエビデンスやデータが豊富になればなるほど，**最後には臨床医の匠が生きてくるのです**．

このあたりは実際に臨床に携わり，「責任」を負わないとわからないかもしれませんが，是非心にとめておいてください．きっとわかるときが来ると思います．

この患者さんとは上記にある確率などの説明を行い，最終的に抗凝固療法は行わず経過観察することとなりました．

確率のみでは語れない，決定することの大切さ
エビデンスの適用の過程こそが臨床医の責任

first who, then what：臨床医の信頼

ここまでEBMについて触れてきました．患者さんを診療するにあたって，エビデンスという表面上での知識を知っていればEBMというわけではないのです．責任という言葉にも触れました．実際にはエビデンスを使用する医師の信頼も含めて初めてEBMです．

研修医になられた先生はおそらく患者さんから，「なんで研修医にみてもらわなきゃなんないんだ」と言われる環境から開始します．そう言われても仕方がないのです．どれだけ知識があったとしても，研修医ですから．実際に先生方には経験はありません．知識は力ですが，信頼がない知識は意味がないのです．これは新しい職場に異動したての医師にも同じことが当てはまります．

エビデンスの知識としては世界的な信頼がありますが，結局，誰が処方した

とか，誰が診断したのか，ということは非常に重要になるわけです。むしろ臨床現場ではそのような個人としての信頼こそが重要で，これこそが知識と実際の臨床現場とのギャップを埋め，不足するデータを補い医療を形づくるものなのです。EBMの5つのステップを学習しました。このstep 2とstep 3は自分の成長です。step 1とstep 4(step 5も含めて)は患者との共同作業です。

信頼に足る根拠を**信頼される医師**が，患者と決定して初めてEBMと言えるのです。

「エビデンスあるんすか？」という答えに関してはもちろん客観的な数値も重要ですが，「オレがやればな」という答えになりうることすらあります。自らが責任を取ろうとする姿勢は外科などのリスクの高い手技を行う先生に見られるはずです。むしろリスクを回避する方向であれば信頼を失うときすらあります。エビデンスというものの適用の部分で，信頼が必要なのです。このように診療科の先生によりエビデンス＝信頼というものに対するスタンスが異なることがあるのでローテーションで是非観察してみてください。きっと勉強になるはずです。このスタンスの違いこそが医師としての立ち位置を決めるところです。

最後にオスラーの名言を送ります。「藪医者の藪たる所以は，優れたものと劣ったもの，健全なものと中途半端に健全なもの，正しいものと中途半端に正しいもの，これらの区別を混同し，無視することにある」[16]。

図1　臨床現場での信頼

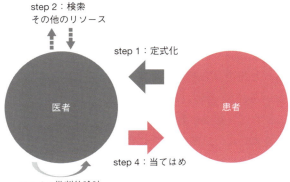

知識に関しての責任を持つということです。
これこそが臨床医にとっての必要な「アタマ」の基本です。

> 信頼される医師が
> 信頼に足る根拠を
> 患者と決定して初めて EBM

EBM vs. NBM vs. MBM

MBM

さて，ここまで EBM について，少し知識の臨床の狭間の観点から触れてきました。EBM に関しては，これまで触れてきた難しさはあるものの，実臨床に普及しており，この 10 年での臨床現場との歴史的かつ画期的な変化だと思います。

EBM が普及する一方で，EBM の無機質さを指摘し，narrative based medicine という患者の声（物語）を大切にしようという考えもあります[17]。病気の背景や人間関係を理解し，患者の抱えている問題に対して全人的（身体的，精神的・心理的，社会的）にアプローチしていこうとする臨床手法です。さら

Column　グレーゾーンを抜ける

知識のある研修医だけでは診療できないことに触れました。前述のとおり研修医の先生方はまだまだ**責任**をすべて取ることは難しいのです。知識だけではダメなのです。もちろんエビデンスの検索方法，ナラティブな情報統合などは，勉強や人間性でカバーできるかもしれませんが，できないのは経験もなく，信頼もないからです。

もちろん，いつか皆さんも責任を取る側に回ることとなります。いつ責任を取れるようになるのでしょうか？　責任を取れる医師と，取れない医師の間には「グレーゾーン」があります。これには知識，経験，コミュニケーション能力などのより「見えない」要素が関わってきます。このあたりは裏国家試験の後にある，**裏臨床医試験**と言ってもよいかもしれません。

大切なものは目に見えないのです。少し本書より外れますので，今回割愛しますが，いかに「グレーゾーン」を早く抜けるか。これは臨床医となる 1 つの指標であることは間違いありません。

には，患者の価値を中心に考える value-based medicine まであります[18]。based medicine ばかりですね。

どれも重要であることは間違いありません。ただし，研修医にならんとする先生方にはまだもう 1 つ重要な based medicine があります！

耳学問(mimigakumon)-based medicine：MBM です[19]。

ここで以下のように定義します。**「上級医もしくは同僚に質の高いエビデンスに基づく医療行為を教えてもらい，ダイレクト実臨床に当てはめること」**。

実際の研修医になってみたらわかると思いますが，前述のとおり PubMed をバリバリ検索して 1 つずつすべて批判的吟味しているような時間はありません（時間があってもやらないかもしれません）。そんなサイエンスとは遠い状況に追い込まれると思います。ブラック研修と言われるところはもちろん，先ほど申し上げたとおり，ホワイト研修病院でも当然すべての患者の問題に答えは出ません。その優先順位などのつけ方・問題の抽出・当てはめには，エビデンス＋ナラティブ＋**経験**が必要です。ここはやはり，まず先輩方の先生の意見に忠実に従い，**MBM を実行**してください。

結局，MBM が基本

Column　based medicine は不確実の象徴

どうも based medicine が多いと思いませんか？　これは medicine というものが不確実だからです。何かに基づいてやらねば，どうも責任取れないってことなのかもしれません。オスラーも The practice of medicine is an art, based on science. と言っています。
不確実な科学のうえで我々は臨床医をやり続けるのにどこかに base を置きたいのでしょうね。ということで今後も based medicine はビッグデータであったり，自動診断であったり，いろいろな大切とされるものに基づきながら医療は行われていくでしょう。
based medicine は永遠に〜。

屋根瓦

　MBMの方法として，重要なことは**屋根瓦式**です。今となってはほとんどみかけなくなってしまいましたが，古きよき日本住宅の屋根瓦ですね。重なり合っており，そしてこの重なりのおかげで，全員が支え合っているというイメージです。3年目が2年目を，2年目が1年目を教えたりすることを聖路加では「屋根瓦」と言います。使い方としては「ちゃんと屋根瓦してる？」など，サ変動詞としても使用できます。

　どうしても5～10年目になると研修医だった頃の気持ちは少しずつ記憶から消えていきます（ピークエンドの法則から一番つらかった記憶は残るでしょうが……）[20]。

　排便コントロールや，静脈ラインの挿入方法などなど，研修医になりたてのときには，やったことのないままに行わなければならないことがたくさんあります。知識としても不安があるし，経験もないため，自分だけで決定できない……などの際に重要なことはすでに触れましたが，相談することです。

　特に1年上の先輩など学年の近い先生に相談しましょう。そしてその経験をあたかも数十年ぐらい前から知っていたかのようにshareしていってください。医療の知識はすべて論文を読むだけでは得られないのです。先ほどのEBMのところでは1つ1つの問題に定式化していかねば答えは出ないということも触れました。EBMの根拠とされた論文にも，実際には紙面上に載せられていない・語りつくせない多くの物語がすべての論文にはあるのです。現場でも患者と先生方を中心に多くの物語があるのです。是非，先生たちは語り部（story teller）としてそれらを目から耳から吸収し，実践し，時には客観的に振り返りながら走っていってほしい。

　臨床医の仕事は責任を取ることだといったからこそ，不安があることと思います。当然です。最終的に実践するのは**医師となったあなた**です。しかし，知識も経験もないのでMBMに頼るしか仕方がないのです。座学のみでは学べない，エビデンスに裏打ちされないような知識1つ1つの行動から学習してください。この学習はどんな教授になろうが，どんな開業医だろうが，どんなカリスマ医師であろうが，一生続くはずです（続かない場合は，臨床現場から離れた場合でしょう）。どのような症例においても，どのような場面においても答えがない場面に出会ったら，すぐ相談です。耳から情報を集めるの

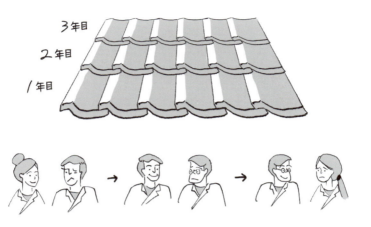

です。**屋根瓦してください。MBM こそ研修医に必要です。**

MBM の基本は屋根瓦

MBM と EBM の間に：三次資料

　実際の研修医をみていると，すべての疾患，すべての徴候を調べて，二次資料にまで到達することすら，厳しいということもわかります。ということでここまで MBM を推奨してきました。

　「耳学問なんだけど，少し調べたいなぁ」とか，

　「この分野，ちらっと誰か教えてくれんかね」みたいなときに，本当に日本はよい国で役に立つ資料がたくさんあります。つまり三次資料!?　ですね。

- 月刊誌
- マニュアル関係
- 研修医向けの概論の書籍
- 筆者のコンセプト書籍

このような三次資料(？)がこんなに普及しているのは日本だけだと考えます。さらに今は教育モチベーションの高い先生が多いので参考スライドなども共有しておいてくれることが多いでしょう。当院ではコアカンファレンスというものを毎週土曜日にチーフレジデントが，古きよき時代より行っていましたが，今はどの病院でもこのような勉強会をやっているのではないでしょうか？

時間がないあなたには三次資料

うまい話には気をつけろ —三次資料の注意—

　これらは本当に便利です。しかし，注意して使用してください。

　①これらはエビデンスを語っているが，それ自身はエビデンスではない，ということです。簡単に言えば，本当に MBM のレベルです。いくら偉い先生が書いていたとしても，review としての観点もほとんど科学的ではないので(申し訳ありません……)，むしろ MBM に近いということを忘れないようにしましょう。プレゼンテーションや書籍になると，我々も聴衆・読者を引き込むために，言い切り型にしたほうが伝わることが多いので，逆に皆さんは聴きながら実は注意しなければいけないのです。

　②多くの本に踊らされすぎて，情報過多で迷子にならないでください。これは私が卒業した 2005 年ではちょうどよいぐらいの書籍数でした。全部読んでもまだ勉強の余裕がありました。今は全く異なります。異常なまでの数の出版物です。偉い先生だけではなく，若手にも執筆チャンスがあるのは非常にありがたいことですが，異常な数です。つまり，読み切れるわけがありません。

三次資料使用上の注意
それはエビデンスではない
情報過多に溺れるな

即読スルー(？)―三次資料の読み方―

　自分もいろいろな雑誌・書籍に関わらせていただいているのにこんなことを言って，周りから「お前は何なんだ！　言っていることとやっていることが違うだろう！」，出版社からは「もっと売ってよ！」と言われてしまいそうですが，実際に忙しい研修医にとって，書籍の厳選と読み方は実際には重要です。その書籍の読み方の方法論はAdlerの『How to Read a Book』[21]が参考になるかもしれません。簡略化し，実際に応用するとすれば，

　①初級読書（elementary reading）
　②点検読書（inspectional reading）
　③分析読書（analytical reading）
　④シントピカル読書（syntopical reading）

この最初の2つを統合した以下がよいでしょう。

「ぱっと見レベル1」：数秒
「ぱっと見レベル2」：数分

　レベル1では，タイトルと目次だけ。ここで興味がなければその本は開かなくて結構です。見た目次は後で思い出せれば，また読みに戻ればよいのです。

　レベル2では，本文をパラパラめくりながら，

　①副主題
　②図表
　③結論・take home message

を読みましょう。特に月刊誌などはこのようにしなければキリがありません。今は本当にありがたいことに，どの本も大体このtake home messageという形にまとめてくれています。はっきり言ってここだけでもいいです（笑）。詳細はむしろ一次，二次資料を読んでください。もう1つは筆者によって変え

てもよいと思います．自分の頃は，岩田先生の抗菌薬の話などは本当に興味深かったですし，『ICUブック』などは筆者であるマリノ先生の特徴が出ていて楽しかったですね．このあたりはエビデンスと同じで大切なことは信頼です．

読み方に関しても多々の速読術を含め，たくさんの方法論があると思います．どれでも自分のやり方に合わせてやってみてください．重要なことはいかにまず読み切るか（即読），でしょう．三次資料の使い方はそんなもんです．

書籍の読み方
「ぱっと見レベル1」：タイトルと目次（数秒）
「ぱっと見レベル2」：take home message（数分）

自分を表現する本棚 —三次資料のカテゴリー化—

さて，実際に参考にしたい三次資料の例を挙げておきましょう．皆さんも今はネットで検索できるのであえて挙げなくてもよいかもしれませんね．前述のEBMと同様，取捨選択することをお勧めします．必要なものだけに絞る時代が来ました．いくつかのグループ分けをしてみました．

月刊誌関係
- 『レジデントノート』
- 『レジデント』
- 『総合診療』
- 『medicina』
- 『INTENSIVIST』
- 『Hospitalist』などなど

かなり多くありますが，すべてに目を通すのは不可能です．購入方法は2つ．
①特集のタイトルでバックナンバーを購入
②盲目的に年間購読
という方法があります．特集は基本的にはかなり包括的な知識を得られるでしょう．年間購読している方は月刊誌全部読み切ることばかりを目標にしない

ようにしてくださいね。お勧めは「ぱっと見レベル 2」ぐらいの読み方がよいときが多いです。書籍によっては，広く浅め・狭く深めということがありますので少し手に取ってみて違いを感じられたほうがよいかと思います。

マニュアル
- レジデントマニュアル関係
- 当直マニュアル関係
- 各診療科・各部門マニュアル（例：『感染症レジデントマニュアル』など）

　マニュアルは本当に多いです。結論は使いやすいものを選んでください。自分もタラスコンなど購入しまくりましたが，結局そんなに使いませんでした。これは完全に好みです。自分はあまりマニュアル好きではなく，結局自分のメモばかりみてました。自分の時代はクリエ（という今でいう電子メモ帳みたいなもの）と紙でしたが，今はスマホなどのメモも有効です。Evernote などで検索できたりしますので，本当に便利な時代です。これらの自分のメモはマニュアル類と比較すると，網羅性は劣ります。要するにマニュアルや成書から得られる包括さと，体験からくる自分の施設特有の方法などをバランスよく使用するのがよいでしょう。少し上級医を見てください。マニュアルを持っていますか？　ほとんど持っていないんです。結局は頭に入れるべきなのです。

研修医向けの包括的な書籍
- 『レジデントのための感染症診療マニュアル』
- 『心電図の読み方パーフェクトマニュアル』
- 『膠原病診療ノート 症例の分析 文献の考察 実践への手引き』
- 『皮膚病アトラス』

　このあたりはかなり熟練された先生方が，研修医などが勉強する指南書として作られているところが特徴です。volume は多いです。これらはローテーションの最初に購入してしまうか，それぞれの悩みが出てきたときに購入するかして，マニュアルとは別に通読したほうが勉強になるでしょう。著者の先生の特徴もあるのですが，包括的なので分野をみて必要時に購入するような書籍

です．時代の流れからも本来ならば，英文で書かれた世界的な教科書をお勧めするべきなのですが，これらの本のほうがより臨床的で，圧倒的にわかりやすいので，こちらから入るのも日本の研修医ライフには適当なのかもしれません．

筆者のコンセプト書籍
- 『研修医当直御法度』
- 『ステップ ビヨンド レジデント』
- 『診断戦略：診断力向上のためのアートとサイエンス』
- 『高齢者診療で身体診察を強力な武器にするためのエビデンス』
- 『抗菌薬の考え方，使い方』

あるトピックに集中して，著者の先生が厳選してくださり，必要なものを優先的に記載しています．セレクトショップにちかいですね．トピックというのは救急現場であったり，「風邪」という取り上げにくい症候群であったり，「指導医」という対象を変えたりということで，やや新しい切り口であることがポイントです．その分かなりインパクトが大きく，やはりその時代時代の若手筆者による書籍もこのあたりに入ることが多いです．自分も読むことで考え方の勉強になっています．上記の包括的な書籍とはオーバーラップしますが，こちらのほうが網羅性は低いです．より言い切りを強くした口調が多いかもしれません．お世話になっている香坂先生の本などもこちらに入ると思います．**極論**ですね！

これらいろいろな形式の書籍を紹介しましたが，ある程度時間との兼ね合いで読むかどうかを考えてください．日本では本当にごくわずかの先生しか，世界的な教科書を読み切っていないと思います．例えば『ガイトン生理学』，『ハリソン内科学』は読みましたか？　これらを辞書がわりに使用している先生は多くいますが，通読している先生は少ないかもしれません．時間は限られていますので世界にはこれを楽しく読める人たちもたくさんいるのだ，ということは知っておいてもよいかもしれません．大志を抱く人はこのような教科書を隅々まで熱く読むことで共通言語を獲得できるでしょうし，きっと力になるはずです．

三次資料は特徴を理解し
取捨選択せよ

エビデンスと言わない知識

今日の非常識は明日の常識

The practice of medicine is an art, based on science.

W・オスラー

　さて，皆さん，エビデンスと研修医ということである程度，アタマ：知識の基本となるところは理解してもらえたでしょうか？　では，エビデンス＝信頼できる根拠だけあればよいのか？　いえ，違います。MBM では根拠に乏しいものに多く遭遇することでしょう。論文にならないようなデータもあるでしょうし，論文というのは見える化されたものだけです。臨床現場ではさらにもっと見えない知識が必要になるのです。

　これらはエビデンスとはなぜか言われません。昔はエビデンスと言ったはずですが，今は，過去の歴史の信頼から「常識」に格上げされているものがあります。その代表は先生方が 6 年間やってきた基礎医学の知識です。最初に「役に立たない」といったものです。

　大脳皮質が 6 層になっていること，好気性代謝の場合は 36ATP が作られること，心臓が 4 つの心腔に分かれていることなどですね。ただ，EBM 用語を学習した先生方からすれば，「単心室の患者の発生率」などという表現と定式化を行うとややエビデンスっぽくなりますが，基本心腔は 4 つであるということはほとんどが常識で，これまで先生方が大学で眠い目をこすりながら，座学で勉強してきたところです。**逆にエビデンスで対応できない部分は，エビデンスと言わない知識：常識の知識を用いて対応することを迫られるところ**ばかりです。

　簡単な例で言えば，手首を切ってしまって出血したときには，動脈性か静脈性か判断し，腕を縛って動脈を止血すれば，動脈性のものであったとしても，

物質（血液）の移動が起こらなければ，質量保存の法則からどこかで止まるはずだと考えることです（筋肉を壊死させろというわけではなく，概念的な話として理解してください）。

　これらは多くの場合に当てはまるので，すでに常識のレベルまで格上げされており，空気を吸うように使われるのです。だから「役に立っている」という感覚がありません。それが余計に医学部の知識は役に立たないという感情を引き起こすのでしょう。

　　　　　　　　医学部の知識は
　　　　　　「常識」として活用せよ！

常識を体感することの意義

　このような疾患の話だけではなくとも，例えば，頻拍の際に，心音でⅠ音とⅡ音の間隔がⅡ音とⅠ音と同じぐらいになることなど，生理学の知識がないとわかりません（頻拍が続いたときに拡張期が短くなる）。

　上大静脈症候群で顔面が赤黒くなることなど，解剖学の知識と静脈うっ滞で表出される徴候の知識が必要です。

　触って違いがわかる紫斑 palpable purpura は，真皮層までの浸潤があるときに起こることなどは病理的な知識がないと理解できません（本当に palpable であるという言葉と臨床の融合を感じてください）。

　このあたりは臨床をしていると実際にそのメカニズムを想像することで，容易に想像できるもの，またはかなり複雑なメカニズムで起こるもの，いずれもただ，これまで座学で学んだ知識と臨床現場で遭遇する事実の融合に言葉にしがたい美しさがあり，臨床医を魅了します。このときに皆さんは基礎医学の知識があってよかったと初めて思うはずです。そのための最低限の知識：土台は皆さんにはすでにあるはずです。

知恵＝知識×熱意＋経験[22]（松下幸之助）

　今後も役に立つと信じて，さらに常識に関しても深めていってほしいです。

昔の基礎の教科書を引っ張り出してみましょう。臨床現場で起こる不思議は，すべては解決できないかもしれませんが，少しずつ解決していけることでしょう。先生方の世界は広がっていきます。研修医生活ではこのようなアートの世界の美しさを感じられる熱意・感受性を是非育んでいただけたらと思います。この**常識**というものはエビデンスの勉強に加えて，卒業したばかりの皆さんにとって一番の土台となるところです。是非，これを知恵のレベルまで向上させていってほしいと考えます。

臨床現場で知識を知恵まで昇華させよ
必要なものは熱意と経験

Column　エビデンスは本当に「ない」のか？

　本章ではエビデンスというものを多く語ってきましたが，最後の最後にもう一度思い出してください。エビデンスは信頼でした。なぜこのような表現を使うかというと，エビデンスレベルが高いもののみがエビデンスと言われると，基本的には大規模臨床試験以外はエビデンスではないという結論になってしまいます。しかし，一方で，実臨床ではもっと多くの悩みがあるはずです。例えば，急性期はエビデンスはない，などいろいろ言われる傾向がありますが，「ある程度はある」のです。世間で言われるエビデンスレベル（いわゆる信頼）が低いだけなのです。低いだけと全くないのは異なります。つまり，「エビデンスがない」という表現は臨床医の観点からは適切ではないと考えています。全くない状況で誰かの思いつきでやるより，病態生理的な研究結果で妥当と臨床医が判断する場合には，きっとそのデータを参考にするはずです。ですので，
- 大規模臨床試験から得られるエビデンス
- 病態生理的な知見から得られるエビデンス

はそれぞれ両方存在し，否定するものでもありません。「エビデンスがない」という表現は本当に注意して使うべきでしょう。

臨床推論

神格化した診断

　ここまで常識と化したエビデンスの実践を中心としてその周辺の考え方も含めた「知識」について話してきました．JAMA のコラムでも触れましたが，エビデンスの知識というと，どうしても「治療」に関しての表現に偏ってしまいます．治療はエビデンスの質の高い RCT などのおかげでエビデンスの質も推奨度も高くなりやすいのです．一方，診断に関しては，実際には一番重要であるはずなのですが，ほとんどの介入試験の前提となり，ある程度「診断なんてついて当然だろう」といった雰囲気すらただよっています．

　今回は，その大前提としての，「診断の難しさ」ということを取り上げましょう．

　医療現場においては，**「診断は絶対」**であることが多いです．神格化されています．患者の予後予測も，治療もすべて診断から始まります．しかし，実際の臨床現場では，診断するということは本当に難しいのです．医療従事者というものは，一般の方も含めて他者から，診断という絶対的なものに対して，常に正解・間違いということを繰り返していると考えられているのです．この思考回路がある以上は，「名医・藪医者」といった医師の「正解・間違い」を表す表現は一生なくならないかと思います．

　研修医の皆さんは病棟研修が多いでしょうが，最近は外来診療を課す研修病院が多いでしょうから，外来診療に出てみれば実際の医療現場では風邪などの単純な「診断」ということに至るだけでもかなり難しいことを目の当たりにするでしょう．

　ということで，今回は診断学，臨床推論の項となります．やや他の臨床推論の書籍とは違った切り方だと思います．**診断は現実的にできるものとできないものがある**．これもまた真実かと考えます．

　　　　　診断は絶対と神格化されがちである
　　　診断は現実的にできるものとできないものがある

カテゴリー化のその先に

　全体から個を推定することには不熱心だが，まさにそれと釣り合うように，個から全体を推論することには熱心である[20]。

D・カーネマン

　診断とは言ってしまえば，基本はカテゴリー化することです。診断基準という定義に当てはまるものにグループ化・カテゴリー化しているにすぎません。ただ，注意しなければいけないのは診断というのは個人をグループ化した分類に当てはめるのですが，実際に目の前で診断するのは一人の患者です。ということで，特に経験がない疾患などに関しては，この「全体（の情報）から個を推定すること」が極めて難しくなります。

　本書では基本的に，診断するという行為を大きく分けて2つのアプローチで考えてみましょう。研修医の先生方は最低これらの考え方を理解しておくほうがよいでしょう。

①確率論的に診断する
②病態生理的に診断する

　診断に関しての方法論はパターン認識・多分岐法・徹底的検討・仮説演繹法などたくさんあり，非常に勉強になりますが，どれも最後には診断名という完璧な「答え」があることが前提だということに注意してほしいのです。実臨床では答えがないことがたくさんあります。診断というものを神格化しすぎないということが本来重要なのです。

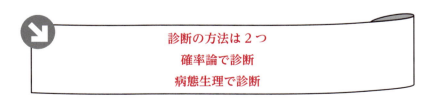

診断の方法は2つ
確率論で診断
病態生理で診断

ピンとこない確率

　ここでは診断するための「確率」を考えます。検査前（検査後）確率，陽性／陰性尤度比という言葉は聞いたことがありますか？　これは入り込みすぎると専門家の先生方のこだわりもあり，ややこしくなるので，入り込みすぎなくてよいです。ただ基本的な「診断する」ということをより数学的に考えてみましょう。
　例を挙げてみましょう。

> 57歳女性
> 最近，朝方に起こる胸部症状があり，右胸部に限局しており，
> 数秒で消失する。労作時には胸痛などが生じたことはない
> 本日の心電図では特記すべき異常を認めなかった

　これをみて，皆さんはどのような診断ができるでしょうか？　臨床推論での定番表現は「追加の病歴聴取は？」ですね。
　実際の臨床ではいくらでも病歴聴取できますので，情報は無限大にあります。しかし問題抽出のために，取捨選択するなら「捨てる勇気」が必要です。

　問題抽出のために重要なポイントを挙げます。
- カテゴリー化
- 取捨選択
- 用語

> 57歳女性
> 朝方の胸痛あり，労作時胸痛はない
> 安静時心電図での異常はない

　胸痛といえば，虚血性心疾患ということは国家試験でも出題されますので診断の候補の1つとしては容易に挙げられるかと思います。ただ，今回の場合「虚血性心疾患ですか？」と言われれば皆さんも一瞬ひるんでしまうでしょう。もう少し情報がほしいな……と。ここでひるまないで考えてみましょう。あるかないかではなく，確率で考えるのです

安定狭心症である確率は？

　ここまでの情報は性別と年齢，症状のみですが，検査前確率として実は十分な情報があります[23]。皆さん少し，考えてみてください。何％ですか？

　下の表を見てください。女性で狭心症らしくない胸痛，57歳ですので12％です。ここ重要です。

　診断は「狭心症があるかないか」ではなく，「狭心症の診断の検査前確率が12％」です。

　おそらくピンとこないはずです。そうなんです。臨床現場の先生にピンとこないのがこの確率での考え方の問題です（笑）。臨床現場では確率で結論づけるより，「あるかないか」で責任を取ることが多いので「あるかないか」という結論に飛びついていくことになります（前述の「全か無かの法則」です）。

　もちろん，追加の病歴聴取で最終的な狭心症の確率は上下します（陽性尤度比が高い，陰性尤度比が低い質問ということです）。検査に向かうための確率でのdiscussionの土台はここで作成できたことになります。より正確な確率や臨床でのアートな部分を求める場合には時間と相談して病歴聴取してください。

表4　安定胸痛患者における検査前確率

年齢	典型的な胸痛		非典型的な胸痛		狭心症らしくない胸痛	
	男性	女性	男性	女性	男性	女性
30〜39	59	28	29	10	18	5
40〜49	69	37	38	14	25	8
50〜59	77	47	49	20	34	12
60〜69	84	58	59	28	44	17
70〜79	89	68	69	37	54	24
>80	93	76	78	47	65	32

（出典：Task Force Members. 2013 ESC guidelines on the management of stable coronary artery disease: the Task Force on the management of stable coronary artery disease of the European Society of Cardiology. Eur Heart J 2013; 34: 2949-3003, by permission of the European Society of Cardiology.）

**確率に強くなれ
検査前確率を考えよ**

確率を規定する大切なもの

　我々はこのあたりで12％の検査前確率の患者に対して，どのくらいの時間を割き，どのくらいの検査をするべきかということに今，答えはありません。実際には患者の value：価値観などによって変わるでしょう。今の日本ですとこの12％でしたら，検査前確率が高いと感じる場合には，検査をオーダーし続けて100％もしくは0％を目指すというやや極端な医療が行われがちです。

　先生方はまだ，勉強し始めの段階ですので，まず診断ということだけに注目すれば重要なことは，**確率で話をする準備がある**ことだけで大丈夫です。

　つまり，

確率を用意するのに必要な情報は何か？

ということを知っているかどうか，ということが最も重要です。例えば，今回は「典型的な胸痛」という用語・定義を知っているかということが重要なのです。

典型的な胸痛の定義はご存知でしょうか？

1. 胸骨下の胸痛？
2. 運動時に増悪？
3. 安静やニトログリセリンで改善？

3つを満たす	typical angina（definite）
2つを満たす	atypical angina（probable）
1つ以下	non-anginal chest pain

とされています[24]。

このあたりは特に，知識があるかないかで別れてしまいます。勉強しがいがありますね。結局，**裏国家試験の用語集その①**でした。検索と同様でやはり用語が大切であるということを再認識してくれればベストです。確率論の話ですが，ここで用語を通じて病態・疾患についてより詳細な知識があるかがポイントとなってきます。

Column　ノモグラム

「確率なんてわけわからんわ！」とお怒りになる人のためにいろいろな過去の偉人が簡単なものを作成しています。今回はFaganのノモグラムをご紹介しましょう。
　簡単に言えば，この検査前確率にある検査の尤度比がわかれば線を引くことで検査後確率がわかります（下の図であれば検査前確率が10％で陽性尤度比20の検査が陽性だった場合に検査後確率が70％になるということ）。
　これは臨床医が細かい計算をしなくてすむうえ，視覚的にも理解しやすいですね。大体ピンときていないのでピンとくる範囲の計算で十分なんです。

図2　Faganのノモグラム

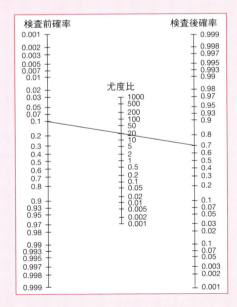

（出典：Deeks JJ, Altman DG. Diagnostic tests 4: likelihood ratios. BMJ 2004; 329: 168-9, ©2004 with permission from BMJ Publishing Group Ltd.）

検査前確率も用語を知って
初めて計算可能となる

診断する意義

　注意してほしいことがあります．今回，狭心症について確率を求めました．もしかしたら，逆流性食道炎かもしれないし，その他の疾患の可能性もあります……．このような確率的な考え方（Bayesの定理）における問題点はこのような複数の確率の結果に対してはさらに難しくなってしまうということです．したがって，確率に関する話は，管理者や政策決定者には好まれますが，実臨床では浸透しにくいのはこのあたりに原因があります．〇〇である確率が10％で，××である確率が29％で……と言われてもさらにピンとこなくなります．「集団から個を推定することに無関心」というより複雑なのです．ある程度得られたこれらの数字をもとに臨床医が責任を取るしかないのです．

　診断学の話のくせに極論だなぁと思われるかもしれませんが，実際にアウトカムの悪い確率が低い場合は診断すらつけなくともよいときがあります．感冒などはよい例です．

　つまり，様子をみましょう，悪くなったら来てくださいというわけです．診断することは有効かもしれませんが，「悪くなったら」という表現は，一定の割合で増悪する可能性を覚悟している表現です．不確実な要素が強い胸痛などで診断したくなるのは，逆に増悪する可能性が高いと理解しているからなのです．

　もう1つ例として，「膝がかゆい」とします．来院されてどの場合も診断しますか？　頭がかゆいと言われてもこれは経過観察することが多いはずです．皮疹などができていれば別なのですが．より予後が悪いものの「確率」が上がるのです．

　このように疾患を診断すべきときかどうかの決定は，かなり恣意的になされているのです．予後や経過が悪くなればなるほど，**診断**が必要となります（このあたりはリスク・ベネフィットコミュニケーション理論が大切ですが，またの機会に）．

複数の条件下確率はさらにピンとこない
不確実要素：リスクが高くなれば
診断する意義が上がる

snap diagnosis への道：確率論（感度・特異度依存）

　診断する意義や確率について少し勉強していただきました。リスクが高く予後が悪い診断ほど注目されやすいのです。疾患に遭遇する頻度ではなく，リスクの本能的な理解で行われています。

　ということで，本能的な理解ですから，難しい複雑なピンとこない確率の話は放っておいて，「あるかないか」という議論になるのはこういう背景があります。行われにくいことには理由があるのです。確率と診断する意義を合わせたピンとくる方法が臨床では好まれます。

　感度・特異度というのは先に挙げた，確率論的なアプローチなのですが，それをより臨床現場で使用しやすくするための方法の1つです。前述のとおり，我々は複数の確率を同時に用いることが苦手です。診断のときには，「この所見があるので，○○です。これとこれとなので，××ではありません」といった表現が好まれるのです。臨床現場ではこのような方法をよく用いていると思います。

　SnOUT，SpIN とよく言われるものです[25]。感度が高い所見がなければ除外できます（sensitivity は rule out）。特異度が高い所見があれば診断できます（specificity は rule in）。

　例えば，眼瞼結膜の anterior rim が蒼白であれば，Hgb＜11 g/dL の特異度が高い所見（99％）ですので「貧血」と言ってよいでしょう。……というような話です。これが極まったところが snap diagnosis＝一発診断です。皮膚の所見など見た目のみで診断に至るというようなものですね。

　これが問題となるのは，
　①特異度が高い所見があるとそれに引きずられる
　②確率論を忘れ，例外を忘れる
　ということでしょうか。

感度・特異度は90％を超えるなどの症状・所見は非常に臨床現場で有効です。時間がない研修医の先生は特に90％を超える所見などは覚えておいて損はないでしょう。前述の検査前確率なども含めて勉強したい人は『JAMA版 論理的診察の技術』(いわゆるDoes thisシリーズ)や『マクギーの身体診断学』は実際に確率も含めた診察技術の話が記載されており、参考になるでしょう。

> 高い感度・特異度の所見は診断に有用
> SnOUT, SpIN
> 例外を忘れない

consulting detective：病態生理から診断する

先ほどの確率論は基本的にある程度疑わしい疾患や、見逃したくない疾患がある場合に特に用いられますが、全く疾患の見当もつかない場合には確率論で考え始めるのは困難です。

そこで抽出された問題について、病態生理的にどうかということから、疾患を想像して、1つずつ考えてみることになります。徹底的検討法(絨毯爆撃的思考)と呼ばれるものとオーバーラップしますが、簡単に言えば、シャーロックホームズが推理をするときに理屈をぶつぶつ言っているあれに近いです。要するに「胸痛があったら、胸部にはどのような臓器があって、胸痛の発症するメカニズムがあって……」ということを考えて、1つ1つの疾患ごとに妥当性を評価します。つまり1つ1つの疾患を想定するのですが、このあたりは志水先生が『診断戦略』でよくまとめてくれていますし、面白い視点で表現しています。まさにどのような戦略をとるかですね。フレームワーク・アルゴリズムなどいろいろな考え方がありますが、本書では診断するのに大きく分けて2つで考えていきます[26]。

① organ system：臓器・器官別
②疾患カテゴリー

①はわかりやすいでしょう。症状や徴候があれば、解剖学的・生理学的に問

題をきたしうる臓器における病態生理を追及し，マクロからミクロを推定し，他の臓器に同様の徴候がないかなどを調べます。腹痛であればその圧痛がある解剖学的な場所からかなりヒントが得られるはずです。右季肋部痛であれば肝臓や胆嚢などの異常を**アタマ**に浮かべる必要があるのです。ここは皆さんが学んできた常識をフル活用してください。また臨床現場でこのような考え方をすることで常識も固定され成長していくのは前述のとおりです。

Virchow[27]が，「すべての細胞は細胞から」と言うように，細胞−組織−器官−器官系−個体と細胞は構成単位として認められています。我々が診断するときに使用する単位は通常，基本器官です。この器官−器官系の情報を収集することとなります。ときにはこれを細胞レベルまで押し下げて考え，この構成レベルを自由に行ったり来たりします。

②は解剖学的なアプローチのみでは難しいというときに考えます。不明熱などで症状がはっきりしない場合などに有効です。大体診断と一言で言っても世の中に何個ほど診断名があると思いますか？ ICD-10という国際疾病分類という最低限の診断名の分類で2万個もの診断名があります。さらに診断が難しいものでここに入らない名称も無限大にあるわけです。まぁ，すべてを記憶するのは困難だと考えるのが普通だと思いますが……。

そこで，比較的網羅的なカテゴリーに分類し，ある程度絞って専門科と相談したり，情報検索などができるようにする必要があるのです。個人的にはいわゆるVINDICATE＋Pだけでよいと考えています[28]。「なぜこれか？」と言われれば，この使い勝手の悪さの割りに知っている人が多いからです。しかし，VINDICATE＋Pってカテゴリーが多すぎて使いづらいです。それでも使うという場面は，**診断に困っているとき**です。症状が強い・リスクが高いように感じられる場合に，これらに分類することで情報もさらに取捨選択され，適切な専門科の先生に相談しやすくなるということが一番のメリットです。

Vascular（血管系）
Infection（感染症）
Neoplasm（良性・悪性新生物）
Degenerative（変性疾患）

Intoxication（薬物・毒物中毒）
Congenital（先天性）
Auto-immune（自己免疫・膠原病）
Trauma（外傷）
Endocrinopathy（内分泌系）
Iatrogenic（医原性）
Idiopathic（特発性）
Inheritance（遺伝性）
Psychogenic（精神・心因性）

病態生理から考える
① organ system：臓器・器官別
②疾患カテゴリー：VINDICATE＋P !!

　確率論でも病態生理でもお互いのメリットを理解しながら合わせて診断に近づけるということが臨床現場での実際です。ただ，ひとつ飛びに診断力がつくことはありません。すべて一歩一歩です。学習の基本ですね。総論→各論→総論の繰り返しです。

　症候学・診断推論の本を多く読むことで，多くの診断に関する考え方の各論を学ぶ必要もあるでしょう。今回は時間軸，特に緊急性などは触れていませんが，もちろん緊急性が高い疾患から除外していくという方法もあります。ただ，基本的な考え方は変わりません。是非またそのような観点でも診断学をみていってもらえたらと思います。

診断の意義は予後予測にあり

　医師の最も大切な仕事は何か，と尋ねられたらきっと，

「予後予測」

であると答えます。元来，医師という職業は呪術師であったことは有名な事実

でしょうが，患者が一番求めている答えは「どうなるのか」ということだけです。医師が神様でないことはよくわかっているでしょうし，ただ，いくつかの確率で神がかった奇跡が起こるのも事実です。

ただ，ある程度は医学の歴史は予後予測に依存しています。エビデンスは「治療」の分野で多いと触れましたが，これも予後予測されたものを変えてやろうという強い意気込みの表れです。これらの流れをふまえて考えて，診断の意義というのは予後予測にあるということは理解できると思います。

かゆみのある膨疹があり，境界明瞭で地図状であれば，蕁麻疹であると診断することで，24時間で消えるだろうという予測がつきます。予測ができるということは不安を解消させる大きな要因です。よくわからない40度近い発熱で，病院に行った後，しんどいが，血液検査で問題ないので寝ときなさいと言われたら，一時的にでも安心するのは「今日どうにかなることではない」という短期的な安心が得られているからです。

皆さんが初期研修で感じられると思う**診断**の難しさは，程度は変われど，一生医師に付きまとう問題です。繰り返しますが，診断は絶対ではないのです。鼻水・咳などがあると風邪といった1つの答えがなくとも，「他に症状があれば来てください」というように予後予測を織り交ぜれば，診断という1つの答えを出さずとも患者の答えになることもあります。リスクが高い場合であれ，低い場合であれ，本来は同じはずなのです。

診断する行為よりも予後予測という考え方もあるのです。そのような感覚も臨床医には必要です。是非ご一考あれ。

医師の大切な仕事は
予後予測である
診断はその1つのツールである

実際の診断の学習① 書籍・ケースカンファで学ぶ：情報抽出

とはいうものの，先生方は基本的な勉強が必要です。診断はやはりケースカンファレンスで学ぶことが多いかと思います。診断学・臨床推論の本はいくらでもあります。ここまで読んでくださった読者の方々には理解していただける

と思いますが，前述した大きなくくりの2つの方法（確率論・病態生理）をどのように学ぶかを参考にしてください。

　書籍の読み方は簡単に触れたと思います。ケースカンファレンスなども同様です。**簡単に新しい知見をまとめることをお勧めします**。ケースカンファレンスや書籍では，どうしても珍しい疾患に偏る傾向があるため，もっとcommonな疾患をみていると，いくつも新しい所見の取り方を覚えても，毎回，陰性所見しかないことで嫌気がさしたりすることもあるでしょうし，実際にその症例などに出会う前に忘れてしまうことが多々あります。

　そこでこれらの学習の方法としては，できる限り**適切な用語と使い方の形まで落とし込んでクラウドに保存しておくことを推奨します！**　今の時代ならではだと思います。前述の昔からあるメモを取るという作業です。こうしておけば，スマホでも検索できるし，実際の症例に出会ったときに失念することもないでしょう。

　確率論でも実際の数値なのか，感度の高い所見，特異度の高い所見という形なのか，鑑別診断のtipsなのか，など実臨床で使える方法としてまとめておくことをお勧めします。

　このような地道な作業こそが自分の診断能力を高めるのです。おそらく医師を選ばれた皆さんなら，この診断する能力が向上していく過程の楽しさと何とも言えない満足感があるということを理解してくれると信じています。

書籍・ケースカンファで新たな知見を
役立つ形でメモるべし

実際の診断の学習② 臨床現場の問題

　実際の臨床現場ではすべて臨床推論を前述のようなケースカンファレンスの流れで行っているわけではありません。実際には緊急度なども考えるとこのように悠長に診断推論している場合ではないことも多いです。検査を先行させながら診断することだってあるのです。

　実践的には，**スペックの高い情報処理能力**のほうが必要なことだってあります。これはまた先ほどまでの考え方とは少々別方向での「イマドキ」とも言え

ます。

　どのような方法かと言えば，具体的には，まず患者さんが胸痛があると言えば，心電図は当然施行しますが，基本的にはXpと血液検査のオーダーセット展開する。ラインをとりながら，造影剤の使用に関して口頭で説明を織り込みながら病歴聴取。身体診察は外観とバイタルをささっとチェックし，末梢循環不全をチェック。病歴は主訴を中心に，Xpで問題がなければCTの施行の是非を相談し，問題がないことを確認して，患者さんを帰宅させる。

　これは極端な例です。ジェネラリストや診断学の先生からは「ケシカラン」とお叱りを受けてしまうかもしれません。ただし，時間的効率はよいわけです。例えば，triple rule out（大動脈解離，急性冠症候群，肺塞栓）のCTなどは，このコンセプトに近いでしょう。臨床推論の流れからすれば，ありえないはずです。ただし，実際の臨床現場で，緊急で診断しなければいけないときなどはこのflowに近いことが求められることもあるはずです（もちろん上級医の指導に従ってください）。

　費用対効果は抜群に悪いと対外的に（特に臨床推論派から）は言われますが，前述のとおり時間対効果はよいのです。検査をババっとするため，医師や患者個人の時間的制約などは少なく，処理能力にとって代わるため，被曝や検査での被害，一定での検査値異常が出てしまうという問題を除けば，効率的であることは否定できないのです。なぜ本書でそのような話をするのかというと，実際にブラック病院とされる本来そのような行為をいましめるべき多忙な病院ではこのような方法しか選択できないこともあるからです。

**臨床現場では臨床推論の思考回路より
情報処理能力が求められることも多々ある**

実際の診断の学習③ 臨床現場で学ぶ

　これらの方法では臨床推論の王道の考え方とはギャップができることも事実です。一方，もちろん学ぶことがたくさんあります。膨大なデータに基づくfeedback方法です。おそらく臨床推論派と考えられる人たちも，全員が昔から臨床推論のみで戦えたわけではないのです。膨大なデータに基づくfeedback により診断能が向上し，それらのデータに頼らなくても戦えるようになったということは，ある部分は否定できないでしょう。研修医はいきなり診断できる能力があるわけではありません。実際に能力が身につくまで，グレーゾーンを抜けるのにこの膨大な情報での feedback 方法は有効なはずです。

　この環境では，逆に疾患の診断は，多数のデータをどう解釈するかという中で非常に成長できうることもあります。一般的にまず画像診断の能力向上が挙げられます。例えば，CT などの読影能力向上および，そのような所見を Xp で同じ所見を読めるようになったり，カテーテル検査所見をどのように解釈するか，またそれをもう少し less invasive なもので評価できているのか（例えばエコー）ということが重要になってきます。

　この特殊状況は自分の病歴聴取・身体診察でバイアスはあるものの，確実な検査結果と比較した情報収集が可能です。pertinent な陽性・陰性所見を多くとれる環境ということです。そして成功体験を積み重ねてください。前述のとおり素晴らしい身体診察方法を何回もセミナーで学習しても，実臨床で体験できなければ役に立たないでしょう。「百聞は一見にしかず」です。

　このような場所で陽性所見をとり続ける研修医はさらに，review of systems なども含めた陰性所見の取り方も学んでおく必要があります。次の患者で結果が出る前に診断できれば，さらに成功体験を重ねられるのです。その中で自然とグレーゾーンを抜けていると思います。それが成長するということです。

Column　演繹法の学び方：physician-scientist

　帰納法と演繹法という表現は論理的推論で，医学以外の分野にもわたる大きな問題で，日本人の最も苦手とするところでしょう。一般的に医師はこの区別が困難なことが多いです。なぜなら臨床現場ではこれらを一連の流れで行うことが多いからです。

　臨床的な情報収集から，tentative diagnosis という診断仮説を立てます。そして，それが正しいことを論証していく演繹法を用いる（仮説演繹法といわれることが多いです）ためでしょう。この一連の流れに慣れてしまったときに，我々が研究しようとしたとき論理性について悩むことでしょう。

　医師は physician-scientist だと誰かが言っていましたが，臨床現場の最先端にいる physician-scientist こそ目に見えない真理を見いだせるようになってほしい。そのような思考回路・演繹法こそ，どこかで学んでほしいところなのです[29]。このビッグデータ時代に physician-scientist はただの分析屋になり下がってはいけないのです。

膨大なデータから成功体験を学び
次に生かす！

アタマの鍛え方

　エビデンスという言葉の意味から始まり，EBMの実践，そして臨床推論まで触れさせていただきました。研修医の先生は是非バランスよく学習してください。医学は奥深く，永遠に勉強です。

　間違いやすいのは，「臨床推論できるようになる」とか「検査を読めるようになる」ということは目標設定としては難しいです。なぜかと言えば，永遠にすべてを理解することは不可能だからです。新しい同定方法や，新しい所見は出続けるでしょう。ということであれば，常に努力し続けるうえで，どれも大切なのです。人間はバランス感覚が一番大切なのだと考えます（本書ではいたるところにバランスという用語が出てきます）。

　バランス感覚と言えば，やはり知識だけではなく心も重要です。次からは研修医の心について触れていきましょう。

アタマはバランスよく
永遠に鍛えるべし

Column　歪曲と医師

　最後に，診断の領域で「確証バイアス」といったものは，非常に忌み嫌われる傾向があります。グループマンも「歪曲したパターン認識」という表現で誤診した例を挙げています[30]。
　歪曲という表現はネガティブなイメージがあると思います。特に医師はその責任性からなのか不明ですが，自分の心地よい空間を作成するため，現実歪曲空間を作成する傾向が強いです。ですので自分で歪曲しているという感覚があってもよいかもしれません。診察室はもちろんのこと，医師のアタマは歪曲空間なのです。そこを認めることが必要です。スティーブ・ジョブスの「現実歪曲空間」に近いかもしれません。

文献

1. Oxman AD, Sackett DL, Guyatt GH. Users' guides to the medical literature. I. How to get started. The Evidence-Based Medicine Working Group. JAMA 1993; 270: 2093-5.
2. Sackett DL, Rosenberg WM, Gray JA, et al. Evidence based medicine: what it is and what it isn't. BMJ 1996; 312(7023): 71-2.
3. 福井次矢．EBMへの誤解をとく：Editorial．EBMジャーナル 2000; 1: 5-7.
4. 正木朋也，津谷喜一郎．エビデンスに基づく医療(EBM)の系譜と方向性：保健医療評価に果たすコクラン共同計画の役割と未来．日本評価研究 2006; 6: 3-20.
5. 中才恵太朗，角田雅照．プログラミング時のWeb検索行動に関する分析．情報処理学会研究報告 2015; 37(6): 1-6.
6. 循環器病の診断と治療に関するガイドライン(2006-2007年度合同研究班報告)．急性心筋梗塞(ST上昇型)の診療に関するガイドライン．Circ J 2008; 72(Suppl IV): 1347-442.
7. Onishi H. The role of case presentation for teaching and learning activities. Kaohsiung J Med Sci 2008; 24: 356-60.
8. 名郷直樹．EBM．EBMジャーナル 2000; 1: 96-7.
9. Slawson DC, Shaughnessy AF, Bennett JH. Becoming a medical information master: feeling good about not knowing everything. J Fam Pract 1994; 38: 505-13.
10. Feblowitz JC, Wright A, Singh H, et al. Summarization of clinical information: a conceptual model. J Biomed Inform 2011; 44: 688-99.
11. 木村琢磨，前野哲博，小崎真規子ほか．わが国における研修医のストレス要因の探索的研究．医教育 2007; 38: 383-9.
12. Koonce TY, Giuse NB, Todd P. Evidence-based databases versus primary medical literature: an in-house investigation on their optimal use. J Med Libr Assoc 2004; 92: 407-11.
13. Falagas ME, Pitsouni EI, Malietzis GA, et al. Comparison of PubMed, Scopus, Web of Science, and Google Scholar: strengths and weaknesses. FASEB J 2008; 22: 338-42.
14. 関根郁夫．英語論文を読むことと書くこと．千葉医誌 2014; 90: 251-8.
15. Manning WJ, Singer DE, Lip GY. Atrial fibrillation: Anticoagulant therapy to prevent embolization. http://www.uptodate.com
16. ウィリアム・オスラー(日野原重明，仁木久恵訳)．平静の心：オスラー博士講演集．新訂増補版．東京：医学書院，2003.
17. Greenhalgh T, Hurwitz B. Narrative Based Medicine Dialogue and Discourse in Clinical Practice. London: BMJ Books, 1998.
18. Bae JM. Value-based medicine: concepts and application. Epidemiol Health 2015; 37: e2015014.
19. 市村公一．書評：内科レジデントの鉄則．medicina 2007; 44: 953.
20. ダニエル・カーネマン(村井章子訳)．ファスト&スロー：あなたの意思はどのように決まるか？(上)(下)．東京：早川書房，2012.
21. Adler MJ, Van Doren C. How to Read a Book: The classic guide to intelligent

reading. New York: Simon and Schuster, 2014.
22. Kotter JP. Matsushita Leadership. New York: Simon and Schuster, 2012.
23. Task Force Members. 2013 ESC guidelines on the management of stable coronary artery disease: the Task Force on the management of stable coronary artery disease of the European Society of Cardiology. Eur Heart J 2013; 34: 2949-3003.
24. Diamond GA. A clinically relevant classification of chest discomfort. J Am Coll Cardiol 1983; 1(2 Pt 1): 574-5.
25. Bianchi MT, Alexander BM. Evidence based diagnosis: does the language reflect the theory? BMJ 2006; 333(7565): 442-5.
26. Windish DM, Price EG, Clever SL, et al. Teaching medical students the important connection between communication and clinical reasoning. J Gen Intern Med 2005; 20: 1108-13.
27. Virchow R. Cellular pathology. special ed. London: John Churchill London, 1859: 204-7. available at Project Gutenburg (co-authored by Virchow with Tomás Comyn, Fedor Jagor, Chas Wilkes). 1978.
28. Collins RD. Differential Diagnosis in Primary Care. 4th ed. Philadelphia: Lippincott Williams & Wilkins, 2008.
29. Meltzer SJ. The science of clinical medicine: what it ought to be and the men to uphold it. JAMA 1909; 53: 508-12.
30. ジェローム・グループマン(美沢惠子訳). 医者は現場でどう考えるか. 福岡：石風社, 2011.

Chapter 1 アタマと心とからだ：②心

心の変遷

知識だけでは，よき医師にはなれない

あなたがかかる（受診する）としたら，
- 優しいけど，腕は少し劣る先生
- 腕はよいけど，優しくない先生

のどっち？

このような質問を聞いたことがあるのではないでしょうか？

名医・よい医者とは，という議論ですね[1]。古今東西この議論は永遠にありますが，本来，答えは簡単で腕のよい優しい先生がよいに決まっています。しかし，そもそもこのような話がでるのも，実際にはなかなか両立しにくいものだと考えられているからでしょう。

The practice of medicine is an art, not a trade; a calling, not a business: a calling in which your heart will be exercised equally with your head.

W・オスラー

「医療はアートであり，取引ではない，使命であって商売ではない。その使命を全うする中で，あなたはその心を頭と同じくらい使うことになる」[2]。我々に常に語り続けるオスラーの言葉です。あえてオスラーがこのようなことを言うということは，わざわざ言葉にしなければ，医療に関わるあなたの心は容易に**「アートではなく，取引となり，商売となってしまう」**ということです。理解しておいてください。むしろ，よからぬ方向に向かうのも自然なことで

す。あえてその流れには逆らうべきだということ，そしてそれは意外に難しいということを理解しておいてください。知識などに偏重したアタマでっかちというのは，とりわけ，そのわかりやすい例となります。本書のタイトルが示すとおり，医師はアタマも心もからだもフルに使わなければならないのです。知識だけではよい医師とは言えないのです。

知識だけではよい医師になれない
医療は容易に取引や商売になりうる
大切なものは心である

心の変遷

　もちろん卒業して希望に満ちあふれている研修医の先生方には，こんなよからぬ気持ちは微塵もないでしょう。ただ，そのような感情はいずれわき上がってきてしまうのです。本章では，医学部卒業時の皆さんが臨床医になるにつれて起こるであろう**心の変遷**について触れていきます。

　心の変遷は人と接したり，自分で自分を見つめ直したりすることで起こります。臨床現場で腹が立ったり，悲しくなったりというような一定の分類された形で現れます。これはおそらく世界中にいるどの研修医も経験することだと思います。これら当たり前のことにどう向き合うかということが，臨床医になる過程で重要なのです。

　この向き合い方が医師としての姿勢を決めます。**いわば，面接試験**です。何か強い感情が芽生えたとき，それは皆さんがその感情にどう向き合うかを試されているときなのです。例えば，理不尽な現実に怒りとして向き合うのか，飲み込んで我慢するのかということを繰り返しているうちに，自分の反応が決定されてきてしまいます(条件反射)。上級医の先生をみていたらなんとなくわかるのではないでしょうか。いつも怒っている先生いますよね(笑)？　またはいつも不満を飲み込みつらそうにしている先生が……。

　医療面接という表現があり，いつも患者を医療者側が面接しているように概念では理解されていますが，逆に医療者が面接されているという感覚に陥ることすらあります。たまたまその瞬間にだけ気づきがあるかもしれませんが，臨

床医は常に試されているのです．本書ではその絶対遭遇するであろう感情の例を提示するので，一応覚悟しておいていただきたいのです．今後，皆さんがそれぞれどのように感じたか，是非教えていただきたいです．

ここからの「心」の章では，心を3つに分けます．
1. 患者さんに対しての心
2. 周りの人に対しての心
3. 自分に対しての心

**強い感情が生まれたとき
どう対応するか試されている**

患者に対する心

皆さんは医師という職業についてはいますが，患者さんとは最終的に人と人の関係ですので，患者さんに対して，いくつもの感情がわき上がります．はっきり言ってしまって，気が合う患者さんもいれば合わない患者さんもいるはずです．しかし，我々は医療従事者として患者さんと接する以上，可能な限り**プロフェッショナルとして対応すべき**だということは，誰もが当然なものとして同意いただけるのではないでしょうか．

1. 医療従事者として対応する
2. 人として対応する

この2つのスタンスのバランスをとる必要があるのです．医療従事者・人として対応するというのは，非常に幅の広い表現ですので「プロフェッショナリズム」という表現にまとめられるでしょうが，プロフェッショナリズムはあくまで知識などの話も含みますので，まとめてアタマ・心・からだを合わせたものとして第2章で再度触れさせていただきます．ここでは心についてもう少し掘り下げていきたいと思います．

患者への心は2つのバランス
①医療従事者として対応する
②人として対応する

医療従事者として対応する
心は状況により容易に変化する

「先生，血を吐いてます！」
　今日は初めての当直。病棟看護師より電話連絡が入る。
　上級医の先生より先に病室に到着した自分は一瞬固まった。その看護師も患者が吐いた血で血まみれだからだ。
「先生，突然血を吐いて……」救いを求める目が自分に突き刺さる。
「えっと……輸血を……」違う違う，鑑別診断だ。
　いやいや，それも違う。まずバイタルサインだ。
「バイタルサインは？」
「サチュレーションは低くなかったのですが……」
　おいおい，どうする……上級医がくるまで……脈でも触れてみよう……。

おそらく，皆さんもこのような経験をすると思います。

- 自分しかいない状況
- 血がでているとか，刃物が突き刺さっているといった一般の方なら目をそむけるような状況
- 自分が何をやってよいのかわからない状況

　これらは我々の心を大きく揺れ動かすのに十分な状況で，医学的にも重要な緊急事態です。医学的知識も大切なのですが，知識があっても出てこなかったり，体が動かないということがあります。それほどまでに心というものは大切なのです。

> 知識はあっても体が動かないこともある
> これは心の影響であることが多い

感受性

　なぜこのようなことが起こるのでしょうか？　我々は**医師である前に人である**からです．皆さんがこれまで，社会・コミュニティで生き抜くために人として感受性を豊かに生きてきたと思います．しかし，この感受性の強さ・鋭さが心に動揺をきたし，我々の人としての能力において，医療従事者としての仕事に支障をきたすことがあるということです．

　先ほどの緊急時の吐血であったり，災害時や交通外傷の現場という医療環境以外の場所で傷病者を見たときであったりすると，訓練されていない医療従事者はどうしてよいかわからなくなってしまうことでしょう．一般的な感受性の強さが逆に医療従事者の仕事に支障をきたすことがあるのです[3]．

　オスラーの言葉を借りれば，

「感受性の鈍さを適度に身につけていただきたい」[2]

ということです．緊急時にすぐできることもあります．深呼吸ですね．「あっ，やばい緊張している」と思った瞬間に深呼吸しましょう．1呼吸8秒ぐらいかけ，この8秒間ぼーっとしていると思われるぐらいで頭の中がより洗練されたものになってくるでしょう．迷走神経活動を賦活化させるのには8秒ぐらいかけたほうがよいのです．是非やってみてください．もちろんあまりぼーっとしていると怒られるので少し考えたフリをしながらやるとか，救急外来で言えば血液ガスを測定に出している間にするなどがコツです(笑)．

　心が落ち着いたと感じたら，客観的に物事をみていくのです．ここからが医師の仕事です．研修医の先生があまりに達観していると「体動かせ！」と上級医に怒られるかもしれませんが，ただ勢いがあり，一生懸命なだけではダメなのです．すべての事象を見逃さず，さらに冷静に判断できる，そのような**平静の心**が必要なのです．

感受性の鈍さ
平静の心を持つべし

心を鍛える

このような平静の心ですが,深呼吸だけで本質的に獲得できるものではないですし,根性論も今ドキではないことは十分承知です。それを解決するのはシミュレーションなどですね。医学的な緊急事態の際たる例である心肺停止に対しては,BLSとかACLS*といった基本的な蘇生行為を皆さん学習されていると思います。シミュレーションは応用力を鍛える効果があることは明らかです。ただ,評価されるものはあくまで対外的に見える能力です。実際に入院中の患者が心肺停止になった場合,かなり切迫した空気感の中,いろいろな考えが頭をよぎりながら蘇生行為を行うこととなります。BLS, ACLSの講習の際,心臓マッサージしている間って何を考えていたか覚えていますか?

「心拍数100ぐらいってこのくらいかな」
「もう疲れたなぁ」

などでしょうか。それらと行っている行為自体は全く同じではありますが,実際には心が異なるのです。BLS, ACLSもよほど意識の高い教官に当たり,プレッシャーをかけられない限り,当然危機感がありません。

実際にシミュレーションを1つの例にしてみても,どのくらい実際の臨床現場を想像して行えているか,もしくは逆に緊急の現場においてシミュレーションで行っていたような冷静な状況に客観的に落とし込めるのか,というところは個々人の心の中の問題です。前章でも触れました**情報のabstractionの能力**も必要となってきます。

どのような場合にも対応できるようになるためには普段から見えないものを見ようとする努力が必要です。

---

* 一次救命処置(basic life support), 二次救命処置(advanced cardiovascular life support)

図1 シミュレーション vs. 臨床現場

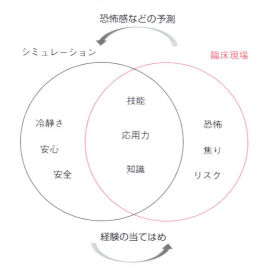

- BLS，ACLSの研修で本当に緊急と感じていますか？
- 心電図などの勉強の際に，実際の患者の症状を含めてイメージしながら考えられていますか？
- 症例検討会で実際の患者さんを想像できていますか？

知識に加えてそのような常日頃の，心を鍛える努力だけが，緊急時にも同じ平静の心を持つことを可能とするでしょう。緊急・救急現場での例が多くなってしまいましたが，実際にはもっと多くの場面で患者さんに対して心が揺れ動かされることでしょう。そのような自分の心の揺れ動きを感じ，どこまで平静の心を持てているのかということを感じようとすることこそが重要なのです。

 平時より心を鍛える

人として対応する

このように心を鍛える(感受性の鈍さを身につけていく)中で逆に,人としての最低限必要な感受性を犠牲にしている部分があります。簡単に言ってしまえば,「冷淡」な態度・姿勢になってしまわないようにすることも重要です。前述のとおり医療従事者として対応するということと人として対応するという,2つのスタンスのバランスをとる必要があるのです。ここは本当に難しいのですが,感受性のバランス感覚を鍛えていただく必要があります。研修医生活も数カ月もすれば,**おそらく感受性の鈍さは鍛えられて感受性の鋭さは消失していく**ものなのです。

図2 感受性の天秤

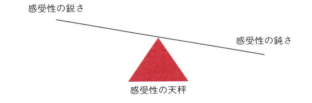

悪い患者のレッテル

患者 「先生,私はいつよくなるんですか?」
医師 「○○さん,先日お話ししたように今回のご病気の状態ですと,まだ数カ月治療効果をみていきたいと考えています」
患者 「こないだのあの薬がうまく合っていないのではないでしょうか?」
医師 「先日お話ししました副作用の徴候などはでていませんので……」

医師側の立場に立ってみればどうでしょうか? 客観的には説明しているつもりなのに。「面倒だなぁ」,「この患者は何も聞いていない」,などと感じているかもしれません。我々は前章でも触れましたように「診断を神格化」しがちなので,ついついこのような事象ですら診断・グループ化してしまい,患者をうまくいく患者・うまくいかない患者に分類し,それらの因子・要素などを考え

てしまうのです。こんな例はかわいいもので，一定のよくない反応を持つ患者を，

「悪い患者」

として本能的にかつ論理だてて認識しがちです。極端な場合は精神的な問題ではないか，と考えてしまうのです。隠語で「プシこ（PSYな）」という表現があります。これはそのようなときに使われてしまうものです。アルコール依存症などもそのよい例です。社会学的な要素を頭では理解しながらも，一瞬で医療従事者に変な感情をわき上がらせます。「アドヒアランス（コンプライアンス）が悪い」というのもこの分類に入るでしょう。アドヒアランスが悪いと言えば，医師のカンファレンスでは「なら自業自得だね」というニュアンスを含む形になることもありえます。確かに一面ではそのとおりですが，実際に患者・家族の社会的事情などの多くは軽視されがちです。

　分類し，それに対する検討を行うことは当然科学的には正しいことなのですが，我々は本能的に**「悪い患者」**と感じた場合，理論的に「悪い患者」である理由を探しがちです。かなりバイアスがあることを忘れてはならないのです。認めたくないのですが……。

　医師は，誰に対しても中立で平等だということになっていますが，それは真実でないことがばれています[4]。

ジュディ・ホール

　よい患者のレッテルが時には逆のバイアスを生むことすらあります。**心は定期的に見つめ直す**必要があります。

患者にレッテルをはっていないか？

客観性の強要

患者　「先生，私はいつよくなるんですか？」
医師　「○○さん，過去のデータでは平均生存期間は1年です」
患者　「なんとかならないのでしょうか？」
医師　「過去のデータからは現実的には厳しいです」
患者　「私はまだ死ぬわけにはいかないんです」

　21世紀に入り本当に医療というものが確実に進歩し，基本的治療方針や予後が判明したことでこれほどまでに明確に患者の予測ができる時代がくるとは誰も思わなかったでしょう。そうなったために客観的に数値で説明することができるようになりました。これは素晴らしいことです。ただ，医療従事者は数字の意味をより理解しながら，前述したとおりより客観的になる必要があります。

　平均生存期間ということから導き出される意味を，今の医療現場ではなかなか実際に還元できていないのは事実です。**数値と実際の臨床現場ではギャップがある**のです。医師と患者の感覚の間にもギャップがあります。例えば，院内死亡率が5％ということは医療従事者にとっては非常に高い数値ですが，患者さんにとっては非常に低い数値に受け取られがちです。自分たちが客観性を高める前に，患者側にも不十分な客観性のまま，事実を受け止めることを強要してしまう部分が出てきているのです。「アタマ」でも触れたように複雑な確率など，医療従事者ですらピンときてないこともあるので，それを強要しないようにするということです。

我々にも難しい客観性を
患者に強要しない

脇役たれ

　人間の苦しみという芝居に立ち会い，その芝居に欠くことのできない脇役[2]

W・オスラー

では，どうするんだよ，という声があがってくると思います。感受性のバランスを保つのに最も大切なことは，医師患者関係において**我々はあくまで脇役である**ということを忘れないようにすることなのです。

　よく患者さんを観察してください。患者も引きずり出された舞台における主役として，我々に対して患者としての役割を果たすしかありません。その納得のいかない状況から開始しているのです。すべての患者は，初めからそのような苦渋の選択(できれば誰だって病院なんて来たくない)を強いられているのです。

　そして，その納得がいかない状況が自分の閾値を超えたとき，自らの舞台を主役の特権として書き換えようとします(それが現実的ではないことは明らかであっても)。客観的な話をする脇役である我々の意識や行動を変えたいと思うのです。つまり，「自分は患者だが，特別な患者のはずだ。自分だけは違う。自分だけは助かるはずだ」。この心の動きにより自分を守ろうとしているのです。自分をコントロール可能な物語の主役たらしめるために脇役を容赦なく使います。最たる例が「こいつが悪いとか，こいつは藪医者だ！」というベクトルになるわけです。**人としての自尊心**を我々は自覚しながら対応する必要があるということです。

　患者さんの意向とか希望といった部分を，最も重視する時代が来ています。先ほどの予後1年という状況での患者においては，目標を共有し，客観性は保持しつつ，患者自身が選択できる主観性の高い事実に変換するのです。まず目標として家族との旅行を設定したり，家族との面会というものを確実に行っていくのです。選択というものになるとあながちすべてを物語形式で客観性の低い話合いにしがちですが，このときの選択方法などには最低限のプロスペクト理論[*]などを我々は知っておく必要があるのです。根性論だけではないのです。

　今，我々は脇役としての立ち位置のバランスを鍛える必要があるのです。ある日は優しく，ある日は嫌な医師である，そして思いつきで対応するということは，プロフェッショナルとしてまだ脇役になりきれていないということです。しつこいですが，主役は患者さんです。我々は助演男優賞・助演女優賞を目指すのです。

---

[*] カーネマンの理論ですが，ここでは，リスクというものの感じ方を客観的に知識として知っておく必要があるということです。同じ確率であっても，患者の受け取る印象(価値)は基準点により変化します。

医療従事者は脇役たれ

逃げてはいけない

　医療従事者としての脇役たる立ち位置は理解できたかと思います。しかし，その中でも先生方がより表舞台に立たなければいけないシーンがあります。医療者としての失敗・問題です。必ずぶち当たるはずです。これは残念ながら避けられません。逃げられませんし，逃げてはいけないのです。

①第1段階の危機
　この失敗・問題が研修医のはじめの段階であれば，あまり問題はオオゴトにはならない場合が多いです。先生方と患者さんのコミュニケーションが不完全であったりすることで，「研修医に診察させるのをやめてくれ」と言われたりする状況です。虫垂炎を診断できず帰宅させてしまったというのも入るでしょう。
　このような段階(第1段階の危機)の危機は，ほとんどが**不信感**，純粋な医学的な**未熟さ**からくる失敗・問題でしょう。なぜオオゴトにならないのか，というと最初から患者に対して，研修医であることを伝えたりすることで，診察時に患者を不安にさせないように必死で医師という像を作り上げるように努力していることが多いからでしょう。勉強させていただいているという心は持っているでしょうし，周りのサポートも手厚いです。ほんの少しの例外の医師を除き，感受性が鋭い側にありますので，人と人との関係はそこまでこじれていないことが多いです。

②第2段階の危機
　しかし，この姿勢も数か月すれば変わります。恐る恐るやっていたこのような診察も少し余裕がでてくるようになります。**慣れというのは怖い**ものです。病院のシステムにも慣れ，確率論から言ってもほとんどの患者さんで困ったことにならないということを体が自覚してきます(むしろ困ったことが多発するような場合には，病院側が環境・システムを整備したほうがよいでしょう)。

無自覚かもしれませんが，自信がついてくるのです。実はここが第2段階の危機です。医師としてのスタンスは少しずつではありますが，確立され，患者に対して人として対応することを忘れてしまったり，人として対応しようと努力するあまり医学的な対応ができなかったり，医師のスタンスがゆらぐようないくつかの失敗やニアミスを経験していくのです。

　心は実際の臨床現場で鍛えられていくのですが，おそらく成長の過程で，どこかで必ず大きな失敗・問題にぶち当たります。患者にとっては非常に危険度の高いものも含みます。患者が亡くなってしまうことすらありうるでしょう。心筋梗塞の見逃しや，集中治療室での中心静脈ラインを挿入する際に気胸を発症させたといったような，医療従事者として直接的に患者に強く悪影響を及ぼしたものと言えば，わかりやすいでしょうか？

　誰もが経験することです。ここで重要なことはそのときにどう動けるかです。**患者の部屋に入ったり，廊下で患者の家族にあったときに目をそらしてしまいたくなるような感情**がわき起こるのです。自分には縁がないと今は感じている皆さん，必ず遭遇するのです。

2段階の危機

危機対策

　「おいおい，えらそうだな，オレは大丈夫！」と言う先生。医師は処方や処置を行います。手術を行う先生もいるでしょう。

　確率という数字に我々は抗えないのです。ほとんどのリスクに関して，もちろん数％程度かもしれません。1％を切っていたとしても1,000人みれば数人は起こる可能性があるのです。しつこいですが，臨床医を続けるのであれば，初期研修の間に不幸ながらに（？）遭遇しなかったとしても必ず，後々遭遇します。

　では，必ず経験するのであれば，**失敗・問題にどのように対処するのか**，が大切です。

①過剰な自信を持たない

　こちらは予防的観点です。もちろん適度な自信は医師患者関係を良好にすることでしょう[5]。実際にある程度，脇役ながらもしっかり自身を持って患者に接し医療行為を行う必要があることは皆さんにもご理解いただけると思いますが，それが過剰になった場合には注意です。我々はあくまで「不確実性の中」で医学を行っているということを忘れないように。医師が業務を覚えていく中で，作業として効率がよくなってきたなぁ，と自分で感じたときは**自信過剰**になっているときです。このような感覚がでてきたら注意してください。

②逃げてはいけない

　こちらは実際に起きてしまったときです。繰り返します。**臨床医は逃げてはいけないのです**。逃げられません。患者が悪くなったりした場合にも我々は脇役ではありますが，大切なキャストです。舞台から降りるべきではないのです。よほど医師患者関係が悪い場合には，あえて引きずりおろされることもあるかと思いますが，重要なことは逃げないことです。脇役として，つらい立場になることもあると思います。しかし，逃げないことが大切なのです。一番つらいのは主役である患者ですから。主役＝患者は舞台から決して降りられないのです。この事実をしっかり認識することです。

　このような場合，対応するにも時間がかかるので嫌だなぁという感覚，みんなあります。逃げたほうが早いようにも感じるでしょう。もちろん時間が解決してくれるのを待つしかないこともあります。しかし，逃げの姿勢でその場はうまく逃げ切れたとしても，それはあなたの臨床スタイルを決定してしまう可能性があるのです。

　まず，このときに患者がどう感じているかということを感じましょう。医師として医学的観点からは**感受性を鈍くしながら（平静の心を持ちながら）**，人として**感受性を鋭くする（人の心を類推する）**という一見矛盾する方法が必要になります。謝るとか，謝らないという表現的な部分も大切かもしれませんが，何より大切なことは，この中にある医師と患者の対応にあるのです。これは目に見えません。大切なことは目に見えないのです[6]。

　患者に対しては，**医療従事者として，人として，真摯にベストを尽くすべき**ということです（言葉にすれば当たり前の話ですが，大切なことなのです）。

心の危機対策
①過剰な自信を持つな
②逃げてはいけない

Column 「経験する自己：experiencing self」と「記憶する自己：remembering self」

これは少し話題としては別ですが，実際に知っておいていただきたい話の1つです。実際に痛みを生む検査（たとえば大腸カメラ）などを行うとします。

痛みというものは，理系の皆さんは痛みの強さ×痛みの持続時間，いわゆる痛みの強さ曲線の下の面積で表現されると予想されるのではないでしょうか？

では，下のAの検査をした先生とBの検査をした先生ではどちらが嫌ですかね？

図3 痛みの強さ

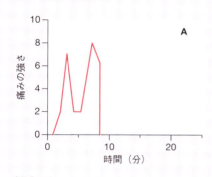
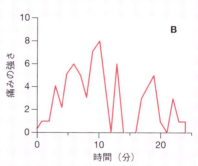

（出典：Redelmeier DA, Kahneman D. Patients' memories of painful medical treatments: real-time and retrospective evaluations of two minimally invasive procedures. Pain 1996; 66(1): 3-8, Wolters Kluwer Health）

曲線下面積から考えればBですかね。しかし，実際にはAのほうがつらいということが，報告されているのです[7]。

記憶に基づく評価は，ピーク時と終了時の苦痛の平均でほとんど決まるというピークエンドの法則です。経験と記憶を混同するのは，強力な認知的錯覚であるということです。さて，皆さんはこの結果を聞いてBの先生を選びますか？ 実際に我々はほとんどが患者のためというつもりでやっていますが，それぞれを本当に科学的に証明しながら行うことは非常に難しいということを理解しておいてほしいと思います。

周りの人に対する心

　これまで患者に対しての心の動きに関してお話しさせていただきました。

　少し別の観点からみていきましょう。我々は一人では仕事ができません。組織の中で医師以外の職種との関わりというものもあります。医師以外の職種としては，看護師，薬剤師，理学療法士……，専門職だけでも挙げればきりがないのです。うまくやっていけるのかというのはもちろん重要で，医師に求められるコンピテンシーのうち，ノンテクニカルスキルと表現されることもあります。

　ちなみにノンテクニカルスキルとは，

　①状況認識，②意思決定，③コミュニケーション，④チームワーク，⑤リーダーシップ，⑥ストレス管理，⑦疲労への対処，の7つに分類されます[8]。「⑥ストレス管理，⑦疲労への対処」は自分に対する心ですのでこの後で触れることにしましょう。「①状況認識，②意思決定」はこれまでにも触れてきました。平静の心と責任です。shared decision making といった患者との共同した意思決定に関しては，第3章で折をみて触れていきます。ここでは③〜⑤による心の変遷について触れていきましょう。中でも③コミュニケーションが大切です。コミュニケーションでありがちなことで注意してほしいのは，ただ，**いい人になってほしいわけではない**，ということです。前述の医師と患者の関係と同様に医療従事者としてだけでなく，同僚とも人として向き合うバランスをここでもとってほしいのです。

ノンテクニカルスキル
特にコミュニケーション！

まず，チームの一員として働く

　最近は，医師と周りの職種に関しては，いろいろな書籍などでもチーム医療という表現で記載されていることが多いと思います。チーム医療の1つの定義として厚生労働省「チーム医療の推進について」(平成22年)の中で「医療に従事する多種多様な医療スタッフが，①おのおのの高い専門性を前提に，②目的と情報を共有し，③業務を分担しつつも互いに連携・補完し合い，④患者の状

況に的確に対応した医療を提供すること」と表現しています。基本は患者を中心に多職種と一緒に共同して行うイメージです。**patient-centered care** ですね。

共通言語

チームとして働くのに，最初，研修医の先生方ははっきり言ってしまって専門性という点では極めて未熟でしょう。その**未熟な中で何を学ぶか**です。目的・情報を共有するためになんといっても共通の言語をまず覚えなくてはいけないのです。前章の知識のところでもやはりまず用語を知らないとコミュニケーションは困難だということに触れたと思います。

勤務初日に「先生，フォーリー入れますか？」と言われてピンときますか？その瞬間の疎外感というものは，周りが英語と日本語ができる友人の中で英語のジョークが非常にウケているのに，自分だけ理解できなかったときに等しい疎外感です。ただ，安心してください。こちらは時間が解決してくれます。半年もいれば大体の用語はわかってきますので。

実際の臨床現場での呼称・通称(ちなみに Foley カテーテルは尿道カテーテルのことで，Foley 先生からきていますね)は，学術的な semantic qualifier のような用語ではなく，より世俗的な表現になります。医療用語以外で少し想像してもらったらわかると思います。stapler のことは日本ではホッチキスと言ったりします。これは E.H.Hotchkiss 社の stapler をホッチキスというよ

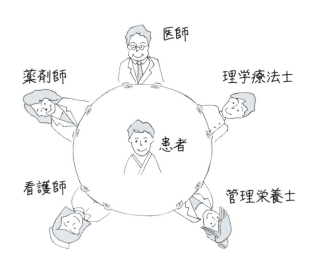

うに会社名などが名称となっているということです。いわゆるスラングに近いですね。ただ，この**スラングを覚えることで「仲間」になる**わけです。基本仲間に入れてもらわないと全く仕事は楽しくなりえません。要領がよいという人はこのあたりを完全におさえています。効果的に「スラング」を使ってみるというのもよいでしょう（笑）。

　このあたりは，病院によってかなり異なるものです。しかし，その一職員として勤務する以上はそこのルールに従ってください。「郷に入っては郷に従え」です。これらのローカルな用語は最低限の**裏国家試験用語集その②**ですね。医師のみではなく，看護師，薬剤師，理学療法士など，それぞれの共通言語を理解するのに少し時間がかかります。これってアタマに関することではないのか，と言われてしまいそうですが，この共通言語が覚えられないと，疎外感であふれることとなります。コミュニティに所属する安心というものも1つの心として感じておきましょう。そして自分はどのようなコミュニティに所属しているか，少し考えてみてください。

用語集の一例
- Foley（フォーリー）：尿道カテーテル
- line（ライン）：点滴のこと。CV line → 中心静脈ライン
- map（マップ）：赤血球濃厚液
- digi（ジギ）：digital examination，直腸診

　　　　　　共通言語を覚えるべし

業務の連携・補完
　研修医になりたての時期は，知識も技術も足りない自覚があるので，むしろ周りの人たちの意見を聞き，業務の分担というより作業として学習することになります。知識の章でも触れましたが，MBM（耳学問）ですので先生方はまず検査であったり，処方・注射というような指示を出す作業を行うのです。それが仕事の大半です。

通常は医師→看護師・薬剤師への調剤・実施の指示を出すわけです。しかし，業務連携・補完の形から考えれば，チーム医療ですので，例えば看護師から「便秘なので，ピコスルファート（ラキソベロン®）を出してください」と言われるわけです。これは診断→処方というステップを超えてくるわけですね。すると医師はどう感じるか？　臨床研修の最初は迷わず処方します。しかし，研修が進むにつれ，**単純作業というのは意外に悩みを生みます**。「それって必要なんですか？」とか，「酸化マグネシウムのほうがよくないですか？」などです。これらは非常に重要な疑問です。

それは本当に疑問なのか？

　これらの感情を口に出す前に一応覚えておいてください。「**これは本当に医学的な疑問なのか？**」ということです。疑問というより2つの不満が大きく影響していることが多いです。

　1つは忙しい中それは誰でもできるよね，という不満。これは医師の社会的立場というものを研修の中で自然に獲得しているからです。自分はこんなことをするために医師になったわけではないという理由づけです。理想の自分・期待の自分とのギャップです。

　2つ目は自己決定権・信頼のなさです。自分で決められず作業をするということが嫌なのです。これはどんな職業でも起こります。自分で決めて達成したことでしか人生において満足を得にくいのです。

　これらの不満を医学的な疑問に転換するという形で出してしまうと，一番の問題点が解決されないまま，さらに不満が膨らんでしまう可能性があります。日本人はディスカッションが下手なので論破しがちであるうえに，「誰が」言っているのか，ということを重視します。したがって上級医・他職種の方々が言うことと，研修医の先生が言うことが同じだったとしても研修医の先生が言ったことは信頼されない，または気分がよくない反応をされることもどうしてもあります。しょうがないのです。それは信頼がないからです。この信頼の問題点からくる不満点を疑問に転換して満足しようとしているのですが，信頼が確立していないのでさらに不満のみを高める可能性があるのです。少しモヤモヤしていると感じた場合には本当に疑問かどうか？　自分の感情は見つめ直しておくことをお勧めします。これでも解決しないときには『自分の小さな「箱」か

ら脱出する方法』[9] を読んでみてください。

不満を医学的問題に転換しない

敬意を払う

　研修医が信頼されないというのは，仕方がない部分があるのですが，逆に研修医の周りに対する「心」においても同じことが言えます。実際に建設的なディスカッションをする場合には「誰が言っている」ではなく「何を言っている」ということに注目するという客観性を持ってディスカッションできるようにしてほしいと思います。簡単に言ってしまえば，**こちらは少なくとも敬意を払う**のです。先方が適切な敬意（自分が適切と思っている敬意）を自分に払っていなくとも，理不尽にキレてはいけません。これもかなり心を揺れ動かされます。自分の決定権がないときに動機づけが失われることはすでに証明されています。したがって，決定するということを委ねる自己喪失感なので，これを医学的な問題に転換しないように注意してください。よくある問題の「すげかえ」です。

　もちろん周りを信頼することで，言われた単純作業を迅速に終わらせるということで動機づけを行うこともできます。要は考え方です。周りの職種への敬意であふれていれば，ここで悩むことはないでしょう。このあたりの考え方は『7つの習慣』[10] なども参考になると思います。大切なことは自分がどう考えているか，です。

客観性をもち discussion を
敬意を払う

チームへの過度の期待

　最後に，チーム医療をするときに上への敬意ということは表面上では理解しているものの，真逆にある**「人の心の中に生まれうるもう少し黒いもの」**をどのように扱うかということのほうが重要です[11]。これは嫉妬であったり，怒

りであったり，聖職者意識を持つ我々にとって非常に不愉快な感覚すべてを指すでしょう（モヤモヤした感じのものです）[12]。少し例を挙げていきましょう。

環境への期待

　上級医，指導医に期待しすぎてはいけません。どうしても医療従事者の成長過程の最初の段階では赤ん坊のように周りの方々に依存しなければいけないうえ，成長自体がかなり，環境に依存することも科学的に示されています[13]。しかし，その事実に依存し，自分の成長・および職務環境も，常に周りの方々に強く依存してしまう傾向が強いのです。簡単に言えば，「自分が成長しないのはこの病院がおかしい」といった具合です。「雑用ばかりでレクチャーが少ない」とか「レクチャーばっかりで忙しすぎる」といったようなことです。このような環境への強度の依存および期待は，ある意味一部は正しく，また一部は間違っています。

　職場・労働環境改善は，もちろん大切なことではありますので，同じく客観性をもってディスカッションしてください。何か大きな変換を行う場合，どこかの負担を増やすことにもなるので，メリットが非常に強くある必要があります。

　我々が対人関係のなかで困難にぶつかったとき，また出口が見えなくなってしまったとき，**「より大きな共同体の声を聴け」**ということが1つの心の支えになることもあります[14]。ただ一番の解決策は期待しすぎないことです。

環境に期待しすぎるな

周囲の同僚への期待

チームへの貢献への期待

　同僚に対しての期待の1つは，チームへの貢献の期待です。医師の場合はオーダーという形でチーム医療のリーダーシップをとったり，チームの一員になったり，役割が目まぐるしく変わります。この中で知識も技能も未熟な中でリーダーシップもとらねばならないのです。どうしても完全無欠の神様を目指します。そして，周りの同僚に同じ見解を押しつけ，チームの一員に過度な期

待をしてしまうことがあるのです。

時代とともに求められるリーダー像は変化しました．昔は完全無欠の神様のようなリーダーシップが必要でしたが（もしくは怒りによる独裁制），現在は**「サーバントリーダーシップ」**が求められています．リーダーとしてチームの一員に何を求めるのか，ということが重要ですが，何よりリーダーが最も奉仕する人でなくてはいけないのです．医療現場では対象は明らかで患者に対して奉仕できているかどうかです．

これは恐ろしいほど自然に臨床現場で現れます．口だけではダメなのです．態度であったり，時間であったり患者のためにどのくらい考えて，どのくらい奉仕しているか．それによりリーダーのもとにチームが奉仕するという複雑な構造ができるのです．ではどうすればよいのか？ 簡単です．患者のもとを訪れ，患者とともに悩み歩んでいけばよいのです．それだけのことなのですが，実際は難しいのです．それは先ほどの患者・周りへの心の変遷であったり，自分への心の変遷があるからなのです．

**仕事内容においても
同僚に過度な期待はするな**

自分の評価への期待

その1つの障壁になるものが期待の中身であります．**周囲の同僚による自分に対する評価**への期待です．

先ほど，自信というものが医師には適切な程度であれば重要であることを触れました．責任の多い医師のやる気を支えているものは，「患者の回復」「患者の声」以外に，「自信」および「自己肯定感」，つまり「自尊心」といったものです[15]．

レジデントになりたての時期の先生には，まだわからないかもしれませんが，この感覚は人知れず芽生えていきます．アテンディングなど指導医側も，最近は注意しているので少なくなりましたが，人前であったり，人前でなくとも怒られたり，ののしられたりすることは自尊心を深く傷つけるのです．皆さんはすでに24歳を超えたいい「大人」なのです．これは特に自分に自信があるときに，患者さんに実際に前述のような問題が起こらなかったとしても，感じ

ることです。この感情は自尊心からくるものであり，我慢しろというようなものではないのです。このような感覚が生まれてくるときは，得てして自信が過剰にあるときが多いです。

人からの自分の評価を期待するな！

行ってはいけないこと

こういった感情をもちあわせた際に一番やってはいけないことは，

「患者を通じた自己肯定・仕返し」

です。これは指導医にも気をつけていただきたいぐらいです[16]。前述の**不満を医学的疑問に転換させない**といったことに近いです。

自分がよかれと思ってやった抗菌薬投与を翌朝のカンファレンスで必要ないと言われて，中止したら発熱して，シメシメと思うとか……。

回診で上級医に後輩の前で「お前はダメだ，こいつはよくできる」と言われたらその後輩に全部任せて，診察しないでふてくされるとか……。

本当にしょうもない例え話ですが，実際に少なくないんです。多々あると言ってよいでしょう。こんな気持ちがでてくるのです。そうなんです，人間はしょうもないんです。

患者のためであればよいのですが，悲しいかな，残念ながらすべてのアテンディング・指導医やレジデントが「平静の心」を持ち合わせているわけではないのです。エビデンスはすべてを教えてくれるわけではありません。むしろ前述のとおり，研修医の世界は「MBM」の世界であるため，医学的に正解がない場合にどちらが正しいという論争，そして自尊心を傷つける闘いは全面に出やすいのです。特に難しい症例などの際にクリティカルになりやすいうえ，科学的根拠に乏しいです。こういったことになるのが，得てして正義感が強く discussion が一見上手な先生に多いのです。

常に謙虚でいてください。周囲に自分だけがよく見られている姿ばかりを期待しないでください。その自信は今後足かせになる可能性があります。

**患者を通じた自己肯定・仕返しは
してはいけない**

患者に対する心を鍛えながら、周囲には期待しすぎることなく、協調性を持つことです。そして決して患者を通じた仕返し、自己肯定を持たないことです。

では、どうすればよいのか？ 重要なこととしては、

**「穏やかな平静の心を得るために、第1に必要なものは、
諸君の周囲の人に多くを期待しないことである」**[2]
（自分の評価を期待しないこと）

という大原則です。敬意を払った自己犠牲が一番重要となるでしょう。

**敬意を払え
周りに期待しすぎるな**

Column　愛という表現

正直「愛」というものは、若いときも今でもこっぱずかしくて言葉にしにくいです。しかし、医師の仕事で一番重要なこと、この「心」の章で話をしていることはすべて「愛」なのです。実際には愛という表現より「患者さんのため」といった間接的な表現が多いですね。言葉の妙意があります。

虹を「空にかかるサークル」と表現できますか？　かっこよすぎます。医療は「愛」より他に何かよい表現がありますかね？　本質は愛だと思うんですが、もう少し詩的な表現がほしいですね。こういうときにもやはり語彙力は大切ですね。

修行の道のりは果てしなく長い……。

自分に対する心

ここまで患者・周囲への心について話をしてきましたが，最後には自分に対する「こころ」，つまり言ってしまえば，メンタルな部分に触れていきたいと思います。メンタルと言えば，どうしても「うつ」というような疾患のイメージがわきますが，実際にここまで触れてきただけでも，研修生活での「こころ」はうつでない人でも，激しく揺れ動いています。本章ではその心の揺れ動きが正常であることと，メンタルヘルスの重要性について少し触れておきたいと思います。自己犠牲と言いながら，メンタルヘルスって……。

ただ，結論を先に言いましょう。心に関しては結局**バランス**ですね。研修医生活というのは基本的には必ずストレスとなります。人によって程度は違えど，ストレスでネガティブな感情を強め，ポジティブな感情を低下させます。ただ，その後，うまく終了すれば，逆にポジティブな感情が強くなるとされています[17]。ネガポジの二分論は適切ではない部分もありますが，理解しやすいです。

研修生活において，最初はポジティブな感情が強いと思いますが，必ずネガティブな感情は生まれます。ここまでも主に患者と周りに対してのネガティブな感情について触れてきたと思います。

この章では，自分を理解していただいたうえで，どのように対応するかという観点から，

①ネガティブな感情を抑制する
②うまくポジティブな感情に戻ってくる

ということについてお話ししたいと考えます。

心のバランスを取る
①ネガティブな感情を抑制する
②ポジティブな感情に戻す

自分を理解する

　まずネガティブな感情を抑制する方法ですが，研修初期のポジティブな心を保つことが大切です．抑制するといっても完全にネガティブな感情を起こさせないということではありません．軽減するということです．そのために，**ポジティブのこころを大切**にしましょうということです．

　そのためにまず自分を理解しましょう‼　「オレは大丈夫だよ」と思われる皆さんにこそ，是非心に留めておいてほしいと思います．著者も自分の期待とローテーション中での研修内容および研修をしている自分での成長のギャップがストレスになっていたことがありました．これは医師という職業にはよくあることのようです[18]．自分も今考えると，我ながらアホなのですが，「2年間で他の人ができないレベルまで研修したい」ということで，レジデントのくせに超音波を選択して「できるようになってやろう」という野望（期待）があったわけです．心臓超音波のローテーションまでは今の自分の礎となっているくらい結果を伴っていました．

　これが腹部超音波ローテーションでは全くうまくいきませんでした．自分が学習したい内容と合っていなかったからなのかわかりませんが，どうも肝臓の腫瘍を探すという作業にモチベーションが上がらないんです．自分の体力的問題なのか，超音波検査室のあの暗さのせいなのか今もわかりませんが，眠いんです．ひたすら眠い．自分が進んで選択しているという責任感と実際にできているパフォーマンスとの違いでかなり落ち込みました（しかし，挫折とは感じていませんでした）．

　当時，自分では見えなかったのですが，年を取って明らかになりました．よくわからない欲があったわけです．「自分は超音波が人一倍できるようになってやる」とか，「2年間で他の人ができないレベルまで研修したい」とか具体性のない話です．はっきり言ってローテーションの期間でできることなんて限られています．言語を共通化するぐらいです．それをしたり顔で「超音波ができるようになった」なんてどう考えてもダサいんですが，見えてる完璧像がそんなものだったんでしょう．自分の固定しているようでしていない抽象的な期待像ではなく，その場で与えられた新しい見地に立てるようになったほうがよかったわけです．周りから「すごい」と言われたかっただけかもしれません．本当はもっと大切なことをもっと学べたのではないかと後悔しています．

皆さんへのアドバイスとしては，先ほどの周囲の人への期待と同じく，**自分にも期待しすぎない**ということが重要です。まず**自分というものを理解してみよう**ということです。

ただ，兎にも角にも，まだ知らない場所に行って，新しいことを始めることはわくわくしますし，楽しみであることは間違いありません。本書の最初に挙げた，

日々是新

ですから，期待するなというのも無理な話かもしれませんが，まずは，自分が何に期待をしているのかということを一緒に考えていきましょう。

自分にも期待しすぎない
ありのままを理解してみる

ストレスを理解する

研修医の**ストレスは大きく3つに分けられます**[19]。

1. 一人の人間としてのストレス：プライベートな時間の減少，私生活と仕事の境界のあいまいさ
2. 未熟な医師としてのストレス：信頼を得るようにふるまう必要性，過剰に期待される役割
3. 新米社会人としてのストレス：新たな複雑な人間関係，適応能力の必要性

つまり，時間的にも精神的にも社会的にも追いやられるわけです。そりゃ**ネガティブな感情**も起こりますよね。しかもどれもパッとすぐには解決できるものではありません。ローテーションという特殊環境では社会的な人間関係の構築の時間すらありません。ただ，この中で少々軽減できるものがあります。すでに触れてきた期待度のマネジメントです。人を信頼しすぎてはいけないというのに，人から信頼される必要があるというこのギャップに人は疲れま

す。自分に期待しすぎないことです。期待と現実のギャップが実は一番大変な問題です。そのマネジメントに入りましょう。

研修のストレスを理解する

期待と現実のバランス

Expectation is the root of all heartache.

Shakespeare(シェイクスピア)ではない誰か？

「期待はあらゆる苦悩のもと」。自分の性格を理解して，ストレスを理解した後に重要なこととしては，研修への期待であったり，自分への期待と現実のギャップに苦悩が生まれることが事実だと思います。頑張ろうという気持ちがあればあるほど，苦悩が生まれるということです。

では，どうするのか？ いくつかの方法があります。
①情報量でカバーする
②鈍感力を磨く
③期待を超える

情報量でカバーする

これは何かと言えば，期待量の調整です。実際にはあまり情報がないからこそ，無理な期待をしてしまったり，到底到達できないような目標を設定してしまうことになり，ギャップが生まれるのです。現在のインターネット世代において初期研修に関する情報はいたるところにあるでしょう。そしてまだまだわからないこともあるとは思いますが，1つ1つの期待を現実的な実現可能な夢として臨床研修中に達成していってください。

そうすれば，期待と現実の差が少なくなるだけではなく，目標達成しやすくなることで達成感にあふれてくることでしょう。達成感を得る→次のやる気に

繋がる。これはストレスを軽減するのによく，成功体験から，次のストレスもよいサイクルに入ってきます。

例えば，
- いろいろな先輩からの情報収集
- 他の病院の友人からの情報
- インターネットからの情報

など本当にさまざまなところから情報があふれてきます。どれもが正しいとは限りませんが，これらを利用して自分の心の持ちようとして，そんなもんだろうというレベルでの調整ができると考えます。

期待と現実のギャップ
情報量を増やしギャップを減らす

鈍感力を磨く

どういうことかといえば，ギャップを感じないようにするということです。これは少し前に流行った**レジリエンストレーニング**にも似ています。ただし，あるとき，急にできるというものではないかもしれません。一定の訓練が必要な印象があります。特に，医療従事者になるような優秀な方々はこれまで挫折がなかった方が多いかと思います。そのような方はなかなかそう簡単にはうまくいかないかもしれませんが，ありのままの自分を受け入れ，その中でよりたくましく育っていくというのが理想の形です。

著者自身はレジデントのときにはこのような鈍感力も持っていませんでしたので，ストレスを回避し，さらに自分のモチベーションを上げ続けるように，できる限り自分は前述の①〜③で言えば①「圧倒的な情報量」，③「期待を超える」という過酷な道を選ぶ傾向にありました。そして，運よく，挫折もせず，うまくやってこれました。受験勉強なども圧倒的に情報量を増やして勉強し，とりあえず折れない自信を構築するという，今考えるとかなり「危うい方法」で渡ってきました。傍からみれば結構鈍感力は強いようにみえたのではないかと

思いますが，年をとって挫折し苦労しました……。

　イケイケガンガン（イメージ音）の人は実際に挫折してみないとわからないことも多々あるのではないかと思います。読者の皆さんは挫折したことがあるかどうかわかりませんが，挫折というものはそこを超えることができれば，人を強くします。ただ，かなりつらいですね。

　そんな自分も鈍感力の学習をしました。いろいろな社会的なことからくる挫折は多くあると思います。みんな大変ですよね。次からうまくやろうとか，よりよくしようという前向き＝ポジティブな考え方に反映させ続けることができるかどうかです。研修医の先生方は実際にはこの連続ですが，連続的な指導・批判・誹謗中傷を受けていると，ボディブローのように心身ともにやられてくるのが普通です。それをしなやかに受け流せるような心を持てるかどうかです。レジリエンスを鍛える技術を勉強されたい方は，『「レジリエンス」の鍛え方』[20]を読むのも1つの参考になるとは思います。

　実際にはネガティブな感情の悪循環から脱出するために，心を開放できる別

図4　レジリエンスを養う7つの技術

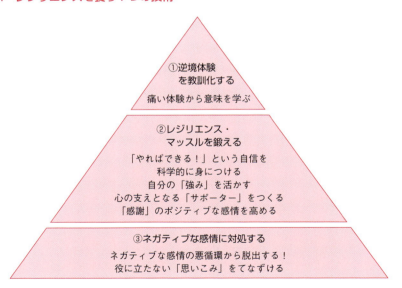

（久世浩司．世界のエリートがIQ・学歴よりも重視！「レジリエンス」の鍛え方．東京：実業之日本社，2014．「レジリエンスを鍛える7つの技術」より許可を得て転載）

の環境を用意するのが一番早いです。1つは趣味を持つことですし，これまでの友人関係でもよいと思います。しかし，実際には**医療職以外の人とは疎遠になる可能性が高い**ので，スポーツなどの仕事以外の時間の使い方をしっかり考えておく必要はあります。誰かに話ができるだけでいいんです。著者はそういう人たちに助けられてきました。そんな友人・上司はいますか？　結局はシステムではないんです。人なんです。

期待と現実のギャップ
鈍感力を磨く
レジリエンストレーニング

期待を現実のものとする：現実を引き上げる

　これはかなり気合が必要です。また実は運も必要です。ローテーションの内容の変更や，システムの改変などを含めて，自分の力だけでは埋められるものではありません。ただ，少し想像してみてください。自分でもある程度できればよいと思っているところで，その予測を上回るプロセス，結果を出せればそれはすごくワクワクします。当然，自分の自信にも周囲の信頼にも繋がります。

　ただし，ここで注意です。周りの評価を主たる期待の基準にしないことです。周りの目というのは平均的な視点ですので，それを上回るには，当然平均的なもの以上のことをしなければいけないですし，協調性を失うようなリスクを負うことにもなるでしょう。中学生ぐらいで，クラスのみんなはあまり勉強していないのに，自分だけテスト勉強しているような姿を想像してみてください。浮いてますよね(笑)。さらに自分では評価をコントロールできません。ですので，期待するのは自分自身に課した客観性の高い期待にしてください！

　周りからの評価を得たいということもある意味当然です。皆さんは大人です。結果を残す人は評価もされます。元巨人軍の長嶋さんも熱いことを言ってますね。

　「スターというのはみんなの期待に応える存在。でもスーパースターの条件は，その期待を超えること」。

　皆さんがスーパースターになれるよう努力するのも素晴らしいですよね。こ

れは一生ついて回るので，研修医を終わっても思い出してください。期待されているパフォーマンス以上の仕事をする，そのための苦労をした者が，スーパースターとしての自分を構築できます。ただし，これは何度も言いますが，リスクを負います。どんなリスクかというと，そのストレスでネガティブな感情が強まる，パフォーマンスが期待以下であった場合にネガティブな感情から戻れないというリスクです。「周りの人に対する心」のところでも触れましたが，周りの人による評価に人の心は大きく揺れ動きますので，あくまで自分なりということが重要です。

　上昇志向が強い方は特に，注意してください。前述しましたが，ストレスでネガティブな感情から戻ってこられないことがあります。つまり，そういう人に限ってあるとき burn out するというやつです……。メンタルヘルスという分野で言い切ってしまえば，このような対応策はあまり適切ではないとされるでしょう。ただ，我々が生きていき，人から必要とされる以上はこういう場面（期待を超える必要がある）は避けては通れないようにも感じています。

**余力があればリスクを負って
期待を超える**

　①情報量でカバーする，②鈍感力を磨く，③期待を超える，3つの方法について触れてきましたが，1つにこだわらず試してみてよいのです。研修生活そのものがストレスであるということを理解し，いろいろな方法をとってみて，今の自分の心にとってよいかどうかを考える必要があると思います。期待を超えることばかりやっていたら疲れてきます。**人生バランスです。**

　このような期待や不安などで研修の質が変わってしまったり，楽しく過ごせなかったりするのは「もったいない」ですから，目の前の1つ1つのことを楽しくやり過ごしていただくのがよいと思います。言いたいこととしては，知識やテクニックも大切ですが，何も考えずに目の前のことに集中することで何も感じずにすむ時間が意外に大切なのです。

　「一番大切なものは目にみえない」と前述しましたが，自分に対する心でも，何も考えず過ぎてしまうような時間が一番大切なのだと思っています。

期待と現実のバランス感覚が大切

ネガティブな感情に負けそうになったら
ネガティブな要素

　ブラック研修病院と言われる一部の病院であったり，もしくはそのようないわれのない病院であっても，かなりの人が簡単に言えば，**うつ状態**となりえます。

　これはもちろん心筋梗塞患者の4割がうつ状態というレベルと同様に，ほとんどは臨床上での問題が顕在化しないものでしょう。ただし，実際の心を振り返ってみてみれば，多かれ少なかれ，

- 嫌なことは多い
- わからないことだらけ

Column　つらい研修医生活とその先にあるもの

　研修生活はつらいでしょう。そして，これからの研修生活で一番感じるであろうことは「すべての問題は解決できない」ということです。その中で少しずつ解決できる領域を広げていくイメージが臨床医にあってもよいかと思います。
　「すべての問題は解決できない」のに医師は必要なのか？
　必要です。患者に対する心は我々が提供する最も大切なものになりえます。そして，その中でしか感じられない医師という職業の素晴らしさがあります。いつも，ついつい漫画の話になってしまいますが，『宇宙兄弟』(小山宙哉原作)の第77話「宇宙飛行士の娘」は読みましたか？
　全くスピンオフに近いところの話です。主人公ムッタの弟ヒビットのホームステイ先の娘オリガがバレエをやっていて「しんどいよ～」と言うわけです。当然ですよね。ここで出てくる母エミーリア，カリスマ母です。いいこと言うんです。
　　エミーリア　「バレエは……苦しい？」
　　オリガ　　　「うん」
　　エミーリア　「そうよね　じゃあ覚えといて」
　　　　　　「苦しくて苦しくて大変な演技ほど　美しく見えるの」
　医師の仕事も同じです。苦しくて苦しくてしんどいけれど，患者のことを考えて，なんとか治療したり一緒に悩んだりして初めて，医師の仕事です。見せかけだけのカッコよさなどは，すべて泡のように消えてしまいます。この1症例1症例の大変さの中でこそ，我々臨床医は成長し，自分の人間性が高まると感じます。

という誰がどう考えても，研修医時代は前述のとおり，ネガティブな感情になる要素しかありません。

実際に研修医はさらにややこしいことに，各科ローテーションという研修スタイルであるため，過剰反応→神経過敏→解決される前に次のローテーション，という形で短期間にこのサイクルを繰り返します。

ローテーションにより
ネガティブな感情の悪循環に入りうる

ネガティブ離脱

では，どうやって解決するのでしょうか？

①まず，しゃべる

メンターや同期はこのときのためにいるようなものです。別に解決してもらわなくてよい。誰かと話すだけでよいのです（もちろん実際には解決してほしいと思うでしょうが，しゃべるだけでよい。むしろ解決した場合にも別に心が晴れるわけではありません。すべては時間が解決してくれるのです）。

②次に遊ぶ

臨床現場ではないところで何か遊ぶ時間をつくるということです。できたら勉強以外の趣味があればベスト。もちろん，メディアに出たり，医療系のことに関わっていても院外で研修先とは全く関係ない人たちと過ごす時間でもよいです。当たり前だと言われそうですが，メリハリというものは心に余裕を持たせるのです。1つのことにはまりすぎるのは，よくないのです。

③笑う，笑わせる，冗談に変える

「明日から仕事だぁ〜嫌だなぁ……，」と愚痴ることってありますよね？　特に日曜夜に多い会話のはずです。これはコミュニティの一員であることを示しているだけで，実際に心底嫌なわけだけではないのです。本当に嫌であれば黙って行かないという選択になります。共感してほしいのです。

不謹慎ですが医療用語には隠語とされるような用語があります（下ネタではないです）。ステる（亡くなること）などもそうです。この隠語はいわゆる**裏国家試験用語集その③**ですね。医学実習のときにある程度経験しているかもしれませんが，実際の研修をしながらこのあたりの隠語の使い方，特にどのような場合に使ってよくて，使わないほうがよいのか，などの感覚は裏国家試験たるゆえんです[21]。

　これは同窓会で思い出深い教師の悪いジョークを言ったり，同じ時代を共有した人にしかわからない冗談を言ったり，思い出に浸ることに似ています。共通言語であるこのような用語は特に仲間意識を増幅するのに有効なのです。特に隠語とされるような場合には，これらを使う際には条件が厳しくなります。

5W1Hの中でも，
- 人の制限：誰が？
- 場所の制限：どこで？
- ターゲット：誰を・何を？

が重要ですが，明確な基準はありません。基準はありませんが，道徳心といった基本的な人間性が問われるところです。病院ごとに違います。もちろん，やや不適切な要素があるときのほうが面白くなるのですが，度さないことが重要です。そういった，内容1つ1つよりも，これらの背景が重要です。1つ1つの出来事に対して，直面している大変な状況を冗談にしてしまおうとか，このつらいことを共有しようなどといった現場から生まれた1つの切り口なのだと考えます。しつこいですが，このような表現の使用については正直是非があると思います。このような用語は，やはり一般の人にとってよろしくない内容のことが多いです。これらの用語が出てきているのも，それらのつらさを我々医療従事者がつらさとして理解したうえで言葉を使うことで踏み越える手段なのかもしれません。

裏国家試験用語集
- ステる（sterben）：亡くなること
- ゼク（Sektion）：解剖のこと

- アポる(apoplexy)：脳卒中になる
- OD(overdose)：薬剤多量内服

④時間が解決する

　実際に最も有効と考えられる，一番大切なことを最後に述べます。

時間が解決します

　本当に強い感情に見舞われたときには，お勧めは**寝ること**です。アホかといわれそうですが，絶対的に効果があります。物理的な時間というものの恐ろしさを知る瞬間です。おそらく1年もすれば今あなたが感じているネガティブな感情を忘れている可能性すらあります。ただ，わかります。今，悩んでいる・ネガティブになっているあなたにはそのようには思えないということは！ただ信じてみてください。すぐさま寝ましょう。

　寝つけないという人へ。漫画や映画がよいでしょう。今ではYouTubeでもよいのですが，YouTubeはクリックという動作をしたり，SNSをみたりして，さらに余計なネガティブな感情を呼び覚ます情報に遭遇する可能性もあるので，それらをシャットダウンし，現実と離れられるものがよいでしょう。まぁ，なんといっても寝ることです。自分もつらいときはなかなか寝つけないですが，横になってしまってください。ネガティブな感情が強ければ強いほど意外に体も疲れているので寝られることも多いでしょう。自分のカットオフ値は10時間です。捻出するのです。大体8時間ぐらいが平均でしょうか？　普段寝ている時間より多く時間をかけて寝るのです。時間をかければ驚くほど冷静になれます。信じてください。**やまない雨はないのです。**

ネガティブな感情対策
しゃべる・あそぶ
笑う・寝る

メンタルヘルス理論

　研修医のメンタルヘルスの理論については，決して唯一無二のものがあるわけではありませんが，**研修生活自体がストレスの原因（ストレッサー）**だというのは共通認識です。したがって，その結果が「うつ」というような疾病発症なのです。それに対する認知，行動などの分析は，Lazarus(1999)らによる「ストレス・コーピングのモデル 改定版」などが有名ですが，日本の研修医におけるストレス・コーピング，特に緩和要因というのも一部報告されていますね。以下に挙げると，

- システムサポート
- ポジティブフィードバック
- 頼れる人

となっています[22]。まさしく前述のとおりですね。大体このあたりの理論は当たり前と言われることに戻ってしまいますね。

　コーチングでよく行われる個人のタイプ別で対策してみたり，Myers-Briggs Type Indicator®(MBTI®)で自身の認知スタイルを確認していくというのも，少し前に流行りました。歴史的にも，感情を分析し，その要因分析を行い，対策するという極めて自然の流れです。個人的にもこのようなタイプ別分類は暇なときにやってみることをお勧めします。かなり当たりますので，面白いです。同僚や友人と一緒にやるのもいいでしょう。あんまり真剣にやりすぎると疲れるかもしれません*。

　このあたりは血液型分析や〇木〇子先生の占いに近いところがあります。我々も自分の感情の理由を探しているのです。ただ，これはまだまだ未解決なところが多いのです。そのため情報を増やして理由をつけることで安心する部分があるのです。「AB型だから変でも仕方がない!?」というような感じです。筆者は専門家ではないので，詳細な理論で戦うつもりはありませんが，臨床現場の

---

* アプリもあるのですが，お金とるんですよ。無料にしろよ，と言いたくなりますが，知的財産ですから仕方ありません。ここでも医師がケチな部分がでますね。近くのコーチングの先生に聞いてみてください。

一臨床医の感覚から言えば感情に理由をつけることで落ち着くことがあるのは確かです。「メタ認知」という表現が近いかもしれません。すべての研修医に細かい用語の区別はメンタルヘルスの分野では必要ないと筆者は考えています。

　重要なことは，理論と実践は違うので，ありのままの状況を受け入れる必要があるのです。それに理論を使用することは非常によいことです。これまでに登場した key word であるメタ認知，レジリエンス，コーチングなどの概念は，時代の流れで出てきたり消えたりして新しいものに変わっていくと思います。大切なことは**自分がどう感じているかということ**を**理路整然**と**客観視する時間があってもよい**ということです。

メンタルヘルス理論・コーチングなど
いろんな方法を試してみる

なぜ心は揺れ動くのか

"―Because it's there."

　なぜエベレストに登るのか，と尋ねられ，「そこにエベレストがあるから」と答えたのは英国の登山家であるジョージ・マロリーですね。

　医師として，我々はそこに，極めて高い山（崇高な目標）があるから登る（努力し続ける）必要があるのでしょうか？　先ほど少し触れましたが，我々は実際に，医療従事者である以上，「人生とは連続する刹那であり」[14]，常に努力し

Column　生きているだけで幸せ

冬の晴れた朝，外に出たときにキーンと冷たい風を感じて感覚がピーンと研ぎ澄まされたことはないでしょうか？　ずっと息を吸っているだけで，我々も集中して生きているという，実感を感じ続けていきたいと思います。人生は「空気を吸っているだけで楽しい」と思えた人間が一番幸せだということは自分の中でいつも感じていることです。

続ける形になります。オスラーも同じようなことを言っています。

"day-tight-compartments"

実は自分の結婚式で，福井先生に頂いた言葉でもあります。人生を登山のように考えている人は，自らの生を「線」としてとらえています。この世に生を受けた瞬間からはじまった線が，大小さまざまなカーブを描きながら頂点に達し，やがて死という終点を迎えるのだと。しかし，こうして人生を物語のようにとらえる発想は，フロイト的な原因論にもつながる考えであり，人生の大半を「途上」としてしまう考え方ですね。残念ながら，どこかにゴールがあると思わないほうがよいでしょう。むしろ目標に向かって努力し続けるというよりは，目の前の患者ごとに全力を尽くしていくことこそが重要です。その努力していることこそが重要だという極めて精神的な要素が強いのも事実です。一方で目標がない毎日というのは完全につまらないものです。いずれ飽きてくるでしょう。

我々はこの目標に対するギャップがある以上，心は揺れ動くようになっています。ずっと努力し続けるということの大変さを医者というのは理解できているような，いないような漠然としたところがあります。**人は長期的予後に関しては楽観的になりすぎ，短期的には悲観的に見積もりすぎるのです。**このバイアスに関しては注意が必要です。この短期の悲観的感情は前述のとおり，時間が解決することも非常に多いです。

人は長期的予後に関しては
楽観的になりすぎる
短期的には悲観的に見積もりすぎる

医師の感情

先日，平島　修先生と「研修医の感情」(医学界新聞第 3211 号，2017 年 2 月 13 日掲載)について対談させていただきました。非常に刺激を受けました。いくつものいろいろな感情というものについて議論させていただく中で1つの

自分の気づきがあったので，最後に追記させていただきます。

ここまで，医師は心を揺れ動かされるという話をしてきました。実際に感情が生まれるその瞬間，感情というものは自分の感覚からしても「モヤモヤ」していると思います。これは怒りなのか，悲しみなのか，恐怖なのか，その瞬間には分類していないのです。いわれてみれば確かに赤ん坊は，感情が芽生えるときに1つ1つ言葉で感情を覚えていくわけではないですよね。

これらの感情というものに関しては歴史的に「ダーウィン説」，「ジェームズ・ランゲ説」，「認知説」，「社会的構成主義説」などが提唱されていますが，実際の臨床現場で医師をする皆さんにとって，実際に学説はどうでもよいのですが，ここまで挙げてきたいくつもの感情がきっと出てくると思います。

- 患者に対して
- 周りに対して
- 自分に対して

種類としては，恐れ，恥，幻滅などの表現が用いられます[16]。この感情というものを，衝動 impulse「何かに向かう，あるいは何かから離れる思考の運動である」として，条件反射としてそのまま「怒り」，「慌てふためく感情」として表出する前に，頭で客観的に感情を分類するような作業は1つの「平静の心」を保つのに非常に有益かもしれません（我々は医師ですので神格化された診断

Column　現在という刹那

現在とか今といった表現はどのくらいの感覚でしょうか？　何を言っているんだと言われそうですが，大体5秒ぐらいのことを心理学の範疇では，まとめて知覚できる心理的現在と言います[23]。

この現在の持続が人生となるのですが，この知覚は我々の感覚でもそうですが，嫌な時間は長く感じ，楽しい時間はすぐ過ぎます。後で触れるフローではまた感覚が変わるものです。もちろん生態学的に熱がでると時間が長く感じるということもありますが，時間の長さなどの感覚が変わったと感じたときには，自分の心に揺れ動きがあるということです[24]。心の揺れ動きと現在の時間の感覚が刹那を変えていくというのは非常に興味深いことです。

に敬意を表して「心のモヤモヤ診断学」と呼びましょう)。

　ここで触れてきた例はきっとそれらの一例になると思いますが,それ以外にもきっと先生方の感情を「モヤモヤ」と揺れ動かすものがあるでしょう。その「モヤモヤ」を自分なりに分類し,それらに向かい合うことこそが臨床医の心を鍛えることに他ならないと確信した次第です。心のトレーニングよ,永遠に。

　さてさて,少し長くなってしまいましたが,心についてはここでおしまいです。臨床医の心の揺れ動きの後は,「カラダ」について触れていきましょう。

**モヤモヤしたときには
少し落ち着いて分類してみる**

文献

1. 知覧俊郎．チーム医療の意義と内容を,患者・家族にも．病院 2007; 66: 95.
2. ウィリアム・オスラー(日野原重明,仁木久恵訳)．平静の心：オスラー博士講演集．新訂増補版．東京：医学書院, 2003.
3. 徳田安春,本田美和子,松村真司．私たちが選んだ「ベスト・クリニカル・パール」．JIM 2012; 22: 592-604.
4. ジェローム・グループマン(美沢惠子訳)．医者は現場でどう考えるか．福岡：石風社, 2011.
5. 村上博志．自己受容と関連する日常場面の要因についての研究：大学生の QOL(QOSL)の視点から．九州大学心理学研究 2004; 5: 257-62.
6. サン＝テグジュペリ(内藤　濯訳)．星の王子さま．オリジナル版．東京：岩波書店, 2000.
7. Redelmeier DA, Kahneman D. Patients' memories of painful medical treatments: real-time and retrospective evaluations of two minimally invasive procedures. Pain 1996; 66: 3-8.
8. ローナ・フィリン,ポール・オコンナー,マーガレット・クリチトゥン(小松原明哲,十亀　洋,中西美和訳)．現場安全の技術—ノンテクニカルスキルガイドブック．東京：海文堂, 2012.
9. アービンジャー・インスティチュート(金森重樹監修,冨永　星訳)．自分の小さな「箱」から脱出する方法．東京：大和書房, 2006.
10. スティーブン・R. コヴィー(ジェームス・スキナー,川西　茂訳)．7つの習慣—成功には原則があった！．東京：キングベアー出版, 1996.
11. 今村　潔．Black な感情．龍谷紀要 2013; 34: 107-18.
12. 本田　宏．外科医の立場から：外科医の労働環境の現状と改革展望(特別企画 外科医の

地位向上にむけて，第 107 回日本外科学会定期学術集会記録)．日外会誌 2007; 108(3)(臨時増刊号): 4-6.
13. 西城卓也，伴信太郎．内科指導医に役立つ教育理論．日内会誌 2011; 100: 1987-93.
14. 岸見一郎，古賀史健．嫌われる勇気―自己啓発の源流「アドラー」の教え．東京：ダイヤモンド社，2013.
15. 松澤三奈．医療現場における，Resourse Development and Installation(資源の開発と植え付け)の効果の検討．兵庫教育大学学術情報リポジトリ HEART 2011(3); 156-7.
16. ダニエル・オーフリ(堀内志奈訳)．医師の感情：「平静の心」がゆれるとき．東京：医学書院，2016.
17. 阿久津洋巳，小田島裕美，宮　聡美．ストレス課題によるポジティブ感情とネガティブ感情の変化．岩手大学教育学部研究年報 2009; 68: 1-8.
18. Schaufeli WB, Buunk BP. Professional Burnout. In: Handbook of Work and Health Psychology. Hoboken: John Wiley & Sons, 1996: 311-46.
19. 岡田　満．研修医のメンタルヘルス―第 28 回医学教育セミナーとワークショップ参加体験記．近畿大学医学雑誌 2008; 33: 199-202.
20. 久世浩司．世界のエリートが IQ・学歴よりも重視！「レジリエンス」の鍛え方．東京：実業之日本社，2014.
21. 青山征彦．境界を生成する実践：情報を伝えないことの意味をめぐって．駿河台大学論叢 2010; 41: 207-17.
22. 木村琢磨，前野哲博，小崎真規子ほか．わが国における研修医のストレス反応とストレス緩和要因の探索およびストレス理論モデルの作成．医学教育 2008; 39: 169-74.
23. Fraisse P. Perception and estimation of time. Annu Rev Psychol 1984; 35: 1-36.
24. Hoagland H. The physiological control of judgments of duration: evidence for a chemical clock. J Gen Psychol 1933; 9: 267-87.

Chapter 1　アタマと心とからだ：③からだ

　さて，ここまでアタマ・心ということを説明してきました。
　基本情報の最後は「からだ」です。さて，「からだって何やねん！」と言われそうですが，本書では主に手技・技術というものを対象とします。文字通り，からだ：体を動かすことです。アタマ・心があっても，**技術がなければ医師として問題なこと**は明らかですよね？
　研修期間に行うことができる基本的手技というものは誰もが習得しておく必要があるものです。これらは，自転車に乗ることや逆上がりと同じような感触です。小学校のときに苦労した記憶があるけれど，その後はあまり覚えていないのではないでしょうか？　自転車や逆上がりというのは１つのメルクマールとなります。できるようになってしまえば，それ以降にできるかどうかを考えることはほぼなくなります。この**活動電位の全か無かの法則に近いところ**に裏国家試験の実技試験が隠れています。注意してほしいのは，ある日できるようになりますが，全く努力せずできるようになるわけではないということです。

手技などの習得は
自転車に乗れるか乗れないか

実際の研修医の手技

　厚生労働省「臨床研修の到達目標」の観点からみた，診察・検査・手技について話を進めましょう！

診察・検査・手技

アタマや心というのは指標というより，コンセプトです。からだに関しては，**最低限しみこませて，息を吸うかのごとく行えるようになって初めて習得したと言える**でしょう。この感触がアタマと心を離して考えてよいところだと思います。手技は匠ですので，極める話にはキリがありません。そこで，どこまでできるべきかですが，ある程度指標があると思います。ということで，日本全国で共有できる厚生労働省が掲げる「臨床研修の到達目標」を基にお話ししたいと考えています。経験すべき診察法・検査・手技について「基本的手技」の一覧を見てみましょう[1]。

> ①気道確保を実施できる。
> ②人工呼吸を実施できる(バッグ・バルブ・マスクによる徒手換気を含む)。
> ③胸骨圧迫を実施できる。
> ④圧迫止血法を実施できる。
> ⑤包帯法を実施できる。
> ⑥注射法(皮内，皮下，筋肉，点滴，静脈確保，中心静脈確保)を実施できる。
> ⑦採血法(静脈血，動脈血)を実施できる。
> ⑧穿刺法(腰椎)を実施できる。
> ⑨穿刺法(胸腔，腹腔)を実施できる。
> ⑩導尿法を実施できる。
> ⑪ドレーン・チューブ類の管理ができる。
> ⑫胃管の挿入と管理ができる。
> ⑬局所麻酔法を実施できる。
> ⑭創部消毒とガーゼ交換を実施できる。
> ⑮簡単な切開・排膿を実施できる。
> ⑯皮膚縫合法を実施できる。
> ⑰軽度の外傷・熱傷の処置を実施できる。
> ⑱気管挿管を実施できる。
> ⑲除細動を実施できる。

かなり項目数は多くなりますが，確かに臨床医をしていく以上は，ほとんどすべての手技が必要だと思います。研修を終えた先生方であれば確かにこのあたりなら，最低限できるかなぁと思えるラインだと思います。さらに，息を吸うかのごとく日常的に行えるようになってほしいものです。

ガワンデ先生の表現を使用すれば，「意識的に学んだことが，無意識の知識になったとたん，今後はどうしてそうなったのかを正確に説明できなくなる」[2]。

前述の自転車や逆上がりに乗れるかどうかというのもそうですよね。世界的

にもこの感覚は共通しています。**全か無かの法則**です。そしてアタマ・心と比較して，からだ（手技）は「できる」or「できない」というアウトカムが比較的わかりやすいです。原則的に全か無かの法則ですが，努力しているがまだできたとは言い切れないグレーゾーンがあるはずなのです。このグレーゾーンをいかに早く抜けるか，そして，この過程を効率化しているのが実は初期研修制度です。アタマ・心も同じです。そのようなつもりで研修を受けるべきなのです。本書で一番触れていきたいのはここです。

この章では，またもやこのグレーゾーンを早く抜けるための「暗黙のルール」で，裏国家試験の実技試験指南の章ということになるでしょうか。ここまでと同じく網羅することが狙いではありません。基本的コンセプトを学んでほしいのです。そして，その基本的コンセプトの奥にこそ，学ぶべきことがたくさんあるのだということが伝われば嬉しいです。

基本的手技は
無意識にできるようになるべし

蘇生能力

医師として，**最も必要な手技・テクニック**というのは何でしょうか？
聴診能力？　大切かもしれませんが……。
打診能力？　必要でしょうが，違うでしょう。

やはり，なんといっても，「蘇生行為」です！　常識的に考えても，非医療従事者ができることを医師が**質高く**できないのでは困ります。さらに医師はBLS，ACLSという共通言語を最低限知っておく必要があるのです。

BLS：Basic Life Support（一次救命処置），ACLS：Advanced Cardiac Life Support（二次救命処置）ですね。**気道確保**，**人工呼吸**，**胸骨圧迫**を実施できることです。

この「基本的手技」の3つはBLS，ACLSに含まれます。これは医師のみではなく，すべての医療従事者で行える必要があります。基本的な方法は皆さんもすでに経験があるでしょうし，実際に当然勉強するでしょうから簡単に復習するにとどめましょう。気道確保，人工呼吸，胸骨圧迫に注目していきましょう。

最低限必要な手技は
蘇生行為

気道確保①とうぶこうくつあごさききょじょう？

　さて，この舌をかみそうな頭部後屈顎先挙上法を含む，気道確保は意外に大変です。実臨床では，意識がない患者でいびきをしていれば「あぁ，気持ちよさそうに寝ているなぁ」ではなく，「気道確保に注意」です。鎮静薬などを投与した(特に高齢者と肥満)患者で注意しておくべきです。下顎を少し押し上げるだけでいびきが消失したりすることは医学的に大切ということだけではなく，下顎を押し上げることで気道が確保されるこの解剖学的・生理学的反応(舌根に与えるその物理的な関係)にはきっと知的好奇心も刺激されることでしょう。

　気道確保に関しては，今の研修制度であれば，麻酔科での臨床研修で基本は十分習得することが多いですが，救急外来や自分でできるようになるということが大切です。また，頭部後屈顎先挙上法と頚部を動かさないようにする下顎挙上法がありますが，何より，1. 下顎の部分がしっかり上がり，気道が確保されているか？　2. マスク換気で，胸が上がっているか？　この2つが重要です。EC法と言われるものがあります。

　EC法のポイントはこの左手の小指ですね。先ほどの重要な項目として，

図1　EC法

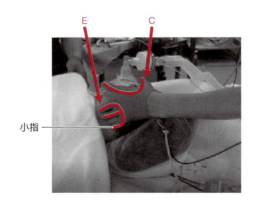

- 下顎の部分がしっかり上がり，気道が確保されているか？
  → 小指で顎をしっかり上げること．
- 胸が上がっているか？
  → 空気漏れの確認．親指と人差し指を使いマスクの横から漏れないようにしてください．

これは意外に左手が痛いと思いますが，きちんとできないと，患者の命に関わります．シミュレーションのときにも特に手を抜かないほうがよいです．「心」のところで触れましたよね！　実際の患者を目の前にして，麻酔導入時と救急現場では全く雰囲気が変わります．特に気道確保が必要な状況というのは，周りは殺伐とし，少しのミスも許されない状況もあり得ます．その中で，あなたが医師としてチームの一員になるためには，実際に平静の心とともに，その手技において成熟していなければいけません．しかし，現実の場にいる感触として1年目の研修終了時においても，5割ぐらいの人はうまくできていないですね．

最後に外傷などの場合は特に気をつけてください．救急の上級医と気道確保の方法については，しっかり相談してから行うことです．そして，外傷に限らず1人EC法で，できない場合などは，すぐ二人法に切り替えることが重要です．私も手が小さいので，少し困ったときには迷わず若い先生方と共同でやることを選択しています（決してサボろうとしているわけではありません）．

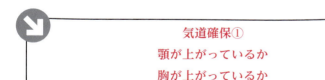

気道確保①
顎が上がっているか
胸が上がっているか

気道確保②〜人工呼吸：気管挿管　見えているのか？　いないのか？

人工呼吸と言っても，今は非侵襲的人工呼吸もありますし，ラリンジアルマスクなど，いくつかいろいろなオプションもありますが，まず，お話ししたいことは，気管挿管です．気道確保のところですでに少しお話ししましたが，研修医にとって最も医師らしい手技と言えるでしょう．そして，研修医の性格が出る手技とも言えますし，研修医自身の**到達度・信頼度**を測るのに最もよい手技の1つとも考えられています（もう1つは中心静脈穿刺です……）．

「信頼度ってなんや!?」と言われそうですが，簡単に言えば，手技の1つ1つの作業に性格が出て，いわゆるグレーゾーンを抜けているかどうかが非常に明確なのです。グレーゾーンを抜け出ていない先生はどうしても，雰囲気からして危ないですし，一方できるようになった先生の自信の持ちようというのは明確です。これらの医師の象徴たる手技に一番重要なことは**「たった1つの成功体験」**なんです。そう言われてもまだピンとこないかもしれませんね。もう少し具体的に落とし込んでいきましょう。

　非常に簡単なはずです。呼吸が行われている(空いている)気道に入れるだけなので，気管挿管では何が重要か。単純で，当たり前なんです。

「声帯が見えているか，見えていないかです」

　下の図のように声帯の間の空隙が観察されているかいないか，これは気管挿管しようとする人にしかわかりません。最近は電子スコープの喉頭鏡がありますから，それで観察することもできますが，基本，すべてに電子スコープは使わないでしょう。指導医の側からしても，手技を行う研修医本人を信頼できるかどうか，ということを問われています。

　重要なことは**「見えているか，見えていないか」**です。これを高らかにその場の周囲の方々に伝えることが重要です。**なぜか慣れていない研修医の先生方はこれを伝えないのです。**指導医を安心≒あなたを信頼させてください。基本的に研修医の先生方は，指導医のもとで手技を行うはずですので，指導医に順序だって解説してください。自分がどこまでわかっていて，どこま

図2　声帯の間の空隙

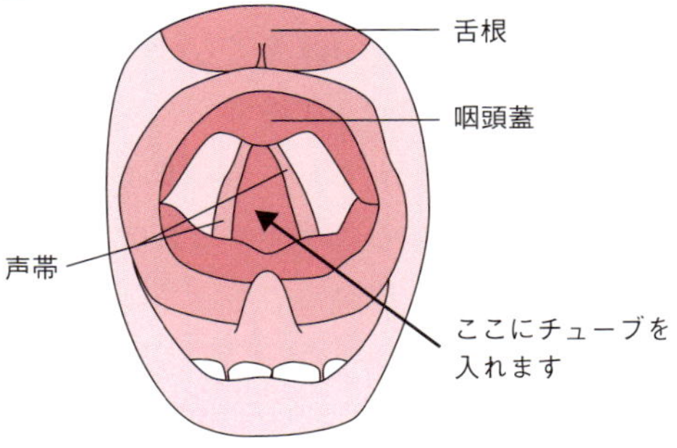

でわかっていないのかを。

　どの教科書にもこれが意外に書いてありません。指導医も不安なのです。「こいつどのくらいできるのか？」。不明なのです。ローテーションで次々回ってくる1人1人の細かい部分での手技の到達度合はその瞬間瞬間で判断する必要があります。指導医側としても，指導することで自分も成長しますし，また研修医の先生方に手技においても成長してもらいたいと感じていますが，海のものとも山のものともわからんやつ≒信頼できないやつに，患者さんは任せられません。最低限お勧めなのは，「1つ1つの確認事項を声出し(指さし)確認する」ということです。

　例えば，気管挿管する際には「自分が気道確保します」，「胸郭も上がっており気道確保は良好です」，「酸素飽和度は100％で入れ歯などはなさそうです」，「少し唾液，痰が多いので，吸引して一度マスク換気に戻ります」，「声帯がしっかり見えません」など，きわめて普通のことでもいいのです。何を考え，何をしようとしているのか。コミュニケーションですよね。

　このような1つ1つを声掛け確認をするだけで，実際にはその場の安心感が増します。こういった確認をすることで，確認などが不足していたら指導医が追加してくれるはずです。しつこいですが，「声帯が見えているのか，見えていないのか」が一番大切です(気管チューブを入れているときにも見えているか，が大切です。挿入の瞬間に見えていなければ一緒です)。

　おそらく，手術・カテーテルなどのより侵襲度が高い手技も同様の話ですが，手技の1つ1つの細部を確認していることこそが，結果として手技ができるようになるということにつながります。そして，見えていて気管挿管できることと，見えていない状況で気管挿管できたということは成功体験として大きな違いとなります。

　最後に，結構忘れがちであるけれど一般的な歯の問題です。入れ歯であれば外す，差し歯のみであれば注意する。このあたりも細部まで人の体を扱うという敬意があればわかることかと思います。当然，挿管時に歯を折らないようにしてください。残念ながら，折れてしまうようなことが起こった場合には，折れた歯からの影響がないか，注意する，また医学的に考えると同時に，**患者家族から逃げずに説明する**ことです。

気道確保②
声帯が見えているか・いないか
手技の基本は声出し確認

人工呼吸：呼吸のセッティング

　さぁ，気管挿管できたということで，そこだけで安心しないでください！ もちろん手技としての山場は，気管挿管ですが，まだまだ油断大敵です。

　呼吸回数はどのくらい？　換気量の設定は？　このあたりの知識は，高度な気道確保時の換気頻度：6（～8）秒に1回ですよね？　ほとんどの人が速すぎです。何がダメかと言えば，すでにご存じかと思いますが，CO_2が低下しすぎてよくないってことです。換気量に関しても胸が上がる程度ですよね？ このあたりは知識です。しかし，換気量に関しては，「からだ」です。麻酔科研修で勉強する必要があります。アンビューバックなどを握って，**自分が押した程度と，どのくらいの換気量や圧であるということを自分で勉強しておく**のです。手の感覚を養うのです。ジャクソンリースももちろん練習しておくべきです。いくらでもチャンスはあるはずです。そうすれば緊急時にもある程度の目安を用意して換気することができます。このような自分へのフィードバックを通じて勉強することが臨床家としては重要なのです。これで気道内圧の確認や病状が理解できることもあります。重症の心不全やARDS*のときなどに自信を持って換気できるかということです。常に自分がどのような状況においても，平静の心を持って患者に最善を尽くせるような努力をしていくべきです。

人工呼吸の設定をなめるな
6秒に1回
換気量は手の感覚で覚えよ

---

* 急性呼吸促迫症候群（acute respiratory distress syndrome）

胸骨圧迫

　胸骨圧迫の場所などの基本はいいですよね。胸骨下半分，100〜120回/分です。院内でのcode blue（当院ではスタットコール）という緊急呼び出し後の胸骨圧迫は非常に速くなります。ゆっくり落ち着いて『アンパンマン』の主題歌をアタマの中で歌いながら圧迫しましょう（注：実際の主題歌は95〜97回です）。この胸骨圧迫で体動が出てくるようなこともあります。そして，電気的除細動を行った後も，盲目的にマッサージです。忘れないようにしてください。

　集中治療室などで動脈ラインの圧波形がモニタリングされている心肺停止患者では，心臓マッサージで圧がしっかり上昇していることを確認してください。もし圧上昇していないような場合には，左室破裂なども考慮する必要があります。特に循環器などではただ胸骨圧迫するだけではなく，それらが実際の患者にどのような徴候を起こしているのかということも見てくださいね。

　PCPS（経皮的心肺補助装置）というような補助循環装置を挿入した場合には，half〜total flowが確保できたら胸骨圧迫もしなくてすむようになります。常に周りの動きに神経をはり巡らせてください（まず全体的にほっとした安心感が流れ，それから忘れた頃にそろそろ大丈夫ですよと合図が来ます）。言いたいことは同じです。1つ1つのBLS，ACLSの手技も大切ですが，そのときに意識を広範囲にもち，すべての事象に注意を払うのです。

Column　注意を払うという意識

　よく周りに気をつけることを「注意を払う：pay attention」と言われます。カーネマンによれば「注意は限度額の決まった予算のようなもの」ということです。自分もそう思います。心臓マッサージのようなときに作業と思い，ただ押していることに集中しているだけだと，実際の患者さんのことを考えていることにはなりません。それでは，いわゆるLUCASのような自動心臓マッサージ機と違いはありません。皆さんは人であり，医師ですので是非心臓マッサージをしながらその生命徴候への影響や実際の行為そのものの質や患者に応じた変化を感じ取り臨床に生かしてください。意識の分配を疲労感などにpayする余裕の限度額があるとして，患者の生命徴候や患者家族にも意識を配分できるようになれば一人前のプロフェッショナルと言えるでしょう。このあたりはエビデンスではない，アートなのです。

> 胸骨圧迫
> アンパンマンで100回/分
> すべての事象に注意を払う

縫合・止血

　蘇生行為の次に，先生たちが治療効果を実感できる治療といえばやはり，縫合，止血です。先生たちが薬を投与していても，実感がなく，あくまで間接的な治療というイメージはぬぐえませんが，縫合・止血は違います。先生方の手で，何らかの処置を行うことの基本となるであろうものです。もちろん穿刺・点滴という処置に慣れてから行うことが多いので実感がないかもしれませんが，初めての手術・治療ということになるかもしれません。皆さん縫合・止血を甘く見ていないでしょうか？

　前述の到達目標でいえば，以下のような内容が当てはまります。
④圧迫止血法を実施できる。
⑤包帯法を実施できる。
⑬局所麻酔法を実施できる。
⑭創部消毒とガーゼ交換を実施できる。
⑮簡単な切開・排膿を実施できる。
⑯皮膚縫合法を実施できる。
⑰軽度の外傷・熱傷の処置を実施できる。

　これらは身体診察の基本である，視診・触診と密接につながっています。

止血

　家族が腕を切った→血が出ている→とりあえず押さえる。これこそ圧迫止血法であり，何も目新しいことはないですよね。これに医師であるプロとしての意識を足すのであれば，
　1. 創部がどのようになっているのか

2. 感染徴候，感染面で特に注意すべきことはあるのか（破傷風・ネコひっかき病）
3. 血管を損傷しており，止血が難しい可能性があるか？（ターニケットなどを考慮する必要があるか？）
4. 神経障害をはじめとして，機能障害を残す可能性はあるか？
5. 創部は閉じてしまってよいのだろうか？

などでしょうか[3]？

　これらは，すべからく皆さんにとって「常識」まで昇華された，エビデンス，解剖学および細菌学・生理学の知識の詰め合わせですね．基本的な処置は解剖学・生理学に基づいていますよね．だからこその基本手技です．しかし，実際には複雑な手術も含めすべからくこれらの基本的な「常識」に依存するのです．

　上記の **1**，**2**，**4**，**5** は『Roberts and Hedges' Clinical Procedures in Emergency Medicine』など多くの書籍において，各論にて記載されているでしょうが，意外に総論でまとめてくれている書籍は見当たらないものです．それほどまでに一般的には常識化されており，言語化されないのです．皆さんはこのあたりの基本的なところを臨床現場でのみ学習するでしょう．また **3** のような primitive なところもこだわりたいと考えます．

- 基本止血は出血部を押さえる．
- 動脈性の出血であれば，近位側（心臓に近い方）を圧迫する[3]．
- 静脈性の出血であれば，遠位部というよりは創部そのものを圧迫したほうがよい．

　これらも経験に基づくもので，先生方はこれらの圧迫止血などで止血されているかどうかを確認する術も学ぶのです．圧迫止血は基本であり，圧力で押さえつけることとなります．手術時に止血困難となった場合にも同様で，圧迫が基本です．もちろん血管を１つ１つ確認していくのが重要なのですが，「まず乾燥させ」，「出血しているかどうか評価する」，「出血が点であれば，その部分を止血，面であれば圧迫する」，そして，コントロールができない場合は**出血を疑うような臓器ごと除去してしまう**．こういった方法は知識として知っておいてもよいかと思います．

　皆さんはただ単に圧迫するというマクロな手法以外を外科のローテーション中に学習するのです．ただ，鉤を引いているだけではなく，自分が出血を止め

るのだというつもりで，創部をより観察する能力を是非身につけていただきたいです。皆さんの救急外来研修時にもきっと役に立つことと思います。当然，外科手術では意図的に切開するので，出血する。どの程度出血するのか，どのように止血していくのか。このあたりを研修でしっかり勉強しておくべきです。

　しかし，外科研修で，ぼーっと見ていても止血の手技ほどつまらないものはないでしょう。自分も外科志望でしたが，あの糸結びという作業の地味さで一気に冷めてしまいました……。しかし，実際にはこれを怠らないのが優秀な外科医です。**止血がすべての基本である**ことを知っているからなのです。いかに切除がうまくとも，止血ができない外科医は優秀とは到底言えないところにいるのです（むしろ止血がうまい外科医が優秀な外科医であると言えます）。

止血こそがすべて
乾燥・圧迫，damage control
これらの極意を

縫合

　縫合は止血とともに認識するとよいでしょう。いくつもの縫合方法がありますが，創部を閉鎖させ，創傷治癒：上皮化を早めて，止血ということが目的になります。方法論に関しては，またしても外科研修が重要です。

　結節縫合，連続縫合，マットレス縫合，埋没縫合です。これらの詳細な部分はまたしても各書籍で学習していただくとして，コンセプトだけお伝えすると，**どの層を，どのくらいの強さでひっつけようとしているのか**，ということです。上級医の先生は何も考えずに縫合しているように見えますが，実際には糸をかける方向，層，強さなどを微調整しながら縫合しています。このあたりは自転車に乗っている人を見ても乗れない人がすぐには乗れるようにならないのと同じで，乗れるようになってみて初めてわかる領域だと思います。自分もはっきり言ってわからないことだらけです。ただ，今は本当に便利な時代で，YouTube に『外科手術基本手技〜Basic technique〜』などたくさんの学習マテリアルがありますので参考にしてください。

「どことどこをひっつけるのか？」という単純なコンセプトとは異なり，実際に患者に対して，最初の縫合を行うときは緊張するものです。しっかり麻酔をかける必要はあるし，縫合時に糸が切れてしまったときのあの気まずさ。ここでも「平静の心」を持ち，頑張ってほしいですね。当然指導医に途中でちらっとでも見てもらえるようにするのがベストです。

　その際には，「途中で少し見てもらえたら嬉しいです」などと言って，指導医に敬意を払い教えてもらうことはよりスムーズな研修生活を送るうえで必須でしょう。ここは「心」で学習したことを忘れないようにしてくださいね。そして，これらの縫合の後，傷がどのようになっていくのか。これが意外に大切です。是非患者さんに見せていただきましょう。

　どのくらいの強度であれば，どうなるのか，意外に強く縫合していてもほどよいぐらいになる，などこれらは自分にとってのフィードバックです。縫合して専門家にたくすというのもプロの姿勢の1つかもしれませんが，自分が縫合したのであれば勉強させてもらうことを推奨します。形成外科の外来などにいってもよいですいし，患者さんが許してくれるならその外来の後に寄ってもらうとか，いくらでも方法はあると思います。理解していただける患者さんと一緒に学ぶという姿勢を忘れないようにしてください。縫合の基本，手技の基本はこの姿勢にあると思います。そして縫合は止血より，やや時間軸が長めなので軽視されやすいと思います。短期予後より長期予後は楽観視されやすいのと同じです。

　最後にいまだに謎なのですが，終了したときに「何針縫いましたか？」と聞かれます。きちんと答えられるようにしましょう。世の中が「何針」というものに興味がなくなるまで，患者さんのためにも答えざるを得ないこともあると思います……。このときに答えた何気ない言葉(例えば，短い傷であっても10針縫えば「10針です」)がこの患者の周りで大きな影響を与えうることを忘れてはいけないのです。是非，上級医の先生方の行動を観察してください。プロの技術は，そのようなときの表情・仕草・言葉の細部にすら宿るのです。

縫合の極意
どの層を
どのくらいの強さで
適切な糸と針を選ぶ

挿入法

　考え方および，手技の基本は単純です．体外に通じている管腔臓器にチューブなどの管状の構造物を入れる方法になります．到達目標でいえば，以下の内容が当てはまります．
　⑩導尿法を実施できる．
　⑪ドレーン・チューブ類の管理ができる．
　⑫胃管の挿入と管理ができる．
　⑱気管挿管を実施できる．

　導尿と，気管挿管を一緒にするなと言われそうですが，基本は同様の手技となります．これらはもともと体外に交通している穴に管を挿入するだけですので，基本は簡単なはずなのです．

　難しくさせているのは，
  1. 直視しがたい状況で挿入する（気管挿管でもそうでした．「見えているか見えていないか」だけです）
  2. 外部から入らないようにする制御装置がある

という大きな2つの自然機構によるものです．そもそも，**1**は当然だと言われそうですが，すべて見える状況で挿入することほど簡単なことはないのです．
　尿道カテーテル，気管チューブにしても挿入する場所がはっきりしていれば，その部分は非常に容易であります．例えば，女性の尿道であったり，肥満患者での気管などはやはり直接確認しにくいときがある．その場合にはある程度の感触や推定で行う必要がある場合があり，難しくなるというわけです．男性の研修医の場合には女性の尿道に尿道カテーテルを挿入することなど，正確にはどこだかわからなくて，なかなかできない場合もあります．逆に男性の尿

道では，見えないところで制御装置として，前立腺があり，その部分で必ずと言っていいほど抵抗があります．前立腺肥大があり，非常に挿入が難しい場合には泌尿器の先生に依頼することすらあります．こういった場合，正式な解剖学の知識も必要です．これらも観察・熟考・経験することで2回目以降は可能となるでしょうし，前述の気管挿管に関しても基本は声帯が確認できて初めて挿入すべきであることは触れましたね．

体外に交通している穴に挿入する
直視しがたい状況で挿入する
外部から入らないようにする制御装置がある

経鼻胃管のポイント

　経鼻胃管についてもう少し触れておきましょう（経験する頻度が多いからです）．こちらも鼻は見えますから，挿入位置は問題ありません．問題は生理学的な制御装置です．例えば，梨状窩と幽門といったようなものです．第一の難関は喉頭部，幽門が第二の難関となるはずです．

　一応確認しておいていただきたいのですが，まず鼻の挿入部ですが，外側ではなく内側から入れるのが基本です．

　そして，人によれば下鼻道のほうが広いこともありますが，主には中鼻道を通過し咽頭に到達します．インフルエンザの検査の際も同様です．インフルエ

図3　内側から直線的に挿入

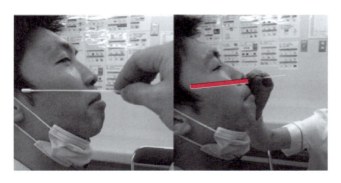

ンザのキットを見ていただいてもわかるとおり，鼻の形でバイアスがかかりますが，直線の方向に入れるのです。

さらに，経鼻胃管の場合ここから尾側に折れ曲がり，食道に行かねばなりません。よく見る食道の解剖図は意外に広く描かれているのですが，上部消化管内視鏡検査をやればわかると思います。実際は，この食道の入口部にあたる梨状窩はかなり狭いですね。実際に確認してみてください。主に梨状窩と披裂軟骨部，鼻から 16 cm ぐらいのところが入りにくいということです[3]。したがって，ここと幽門で通過しない場合，口の中でとぐろを巻くこととなります。解決策としては実際に喉頭鏡などで見ながら，経鼻胃管自体を用手的に喉頭に押し付けて進めることもあります。このように多少力業が必要なときも多々あります。

何より大切なことは，挿入法で難しいのは挿入するときは見えるのですが，すべての過程が見えないことです。見えているならば，容易なのです。上部消化管内視鏡検査より胃管のほうが挿入という行為自体については難易度が上がるのです（上部消化管内視鏡の場合，もちろんそれ以外の診断・治療という要素がより複雑に絡んできます。あくまで挿入という行為についてのみです）。見えない解剖を理解し，想像することが大切なのです。

見えるところに入れるが
見えない解剖も理解し想像する

穿刺法

到達目標でいえば，以下の内容が当てはまります。
⑥注射法（皮内，皮下，筋肉，点滴，静脈確保，中心静脈確保）を実施できる。
⑦採血法（静脈血，動脈血）を実施できる。
⑧穿刺法（腰椎）を実施できる。
⑨穿刺法（胸腔，腹腔）を実施できる。

基本，穿刺法は現在では解剖学的に挿入できる体外とは交通していない，体外から体内に切開を加えることなく，内容に到達することだと考えられています。留置針による，静脈の点滴路確保が代表です。一部膿瘍や胸水といったよ

うな体腔内に針を持っていくことも当てはまります。

一番重要なこととして，これらは挿入法と異なり，「体外と交通していない」ため，
 1. 穿刺部位を解剖学的メルクマールで決定する必要がある
 2. 体表と対象物の間に何か障害物がある可能性がある
ということです。

なんといっても，近年の穿刺法の key word は「超音波」です。

近年の超音波ガイドは1，2ともに解決する可能性があり，中心静脈ラインはもちろん，静脈ライン[4]，動脈ライン[5]，胸水[6]，腹水[7]まで応用が利きます。これらの手技に関しては，少し learning curve はありますので，その何が見えているのかがわかれば超音波で見やすく，穿刺もより安全にできるようになります[8]。ただし，超音波は骨の通過が悪いので非常に観察が不良ですが，最近は腰椎穿刺ですら超音波ガイド下で行うことがあります[9]。今は穿刺と言えば超音波ガイドと言ってしまってよいほど，超音波の有効性が示されていると考えてよいでしょう。皆さん積極的に用いるようにしてください[10]。昔のレジデントに比して超音波の読影能力が問われていると考えます。積極的に学習していく必要があります。

これだけですと「アタマ」の話ですが，もう少し実践的な話を追加しておきます。**穿刺の基本は感触**です。手の感触で穿刺部位や障害物を感じ取る必要があるのです。見えないものを手の感覚で感じ取るのです。これを少し見える化したものが，**陰圧吸引**です。いくら超音波ガイドとはいえ，穿刺の針が常に見えるわけではないので，盲目的に針を進めていくことには変わりありませ

図4　腰椎穿刺

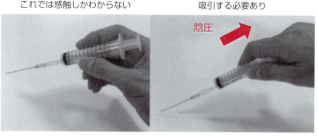

ん。したがって，穿刺の基本である陰圧吸引で，目的の場所に到達したかどうかを判定するのです。「気管挿管」でも触れましたが，指導医からは当然手の感覚はわからないので，このように見える化された陰圧吸引で研修医の感覚に変わるものを見せましょう。そうすれば血液が引けている，空気が引けているなどわかるわけです。充実性組織であれば通常の陰圧では何も引けてこないのでそれも1つの答えなのです。

　自分の成長のために，穿刺針が実際の目標部に到達したときの手の感触も感じ取れるようにしておきましょう。静脈や動脈などは普段の点滴のときから感触を感じておけば応用が利きます。なぜなら，腰椎穿刺で陰圧吸引は難しいことが多いでしょう。髄液が少ないですから低髄液圧症候群のリスクもありますので……。こちらは手の感触のみで目的の髄液腔に到達したことに気づく必要があります。ここでも大切なのは感触＝プチッとした感じです。

穿刺は
見えないところを刺す
なんといっても超音波ガイド
感覚を磨く大切さ
陰圧吸引が基本

最後に手技を行う人たちの心得

　最後に，どの手技のときにも注意しておいてほしいことがあります。心に通じるところです。
- 患者さんに対しての心
点滴をとるのに何回まで穿刺するか（失敗は許容されるか）？　2回？
迷わず上級医を呼ぼう。
ラインは信頼関係を構築もするし，崩壊もさせる。
- 周囲の医療従事者に対しての心
点滴1つとっても勝負はこれから。ラインが入っても油断しないこと。
血をこぼさない‼　お互いの仕事を増やさない。
駆血帯・押さえる，テガダーム™ など，**基本準備がすべてです**。

手技は準備がすべて

匠の技の伝承：みて，聞いて，教えて

　ここまでは基本的手技のさらに基本のコンセプトについて触れてきました。そしてその奥にあるものも学ぶ心意気が大切だ，ということでした。今回はそのような手技をどう学んでいるか，ということです。

　医学教育の歴史的な格言の１つに"see one, do one, teach one"というものがあります。聞いたことがあるかもしれません。医学教育の世界ではlearning curveの観点からもこの方法はいくつも批判されていますが，永遠になくならない真実を述べていると思います[11]。医師の臨床能力段階というものを評価したこのMiller's pyramidにもありますが[12]，

1. 知識として知っている（knowledge）
2. どのようにするか知っている（competence）
3. どうするか見せることができる（performance）
4. そして，実際に行うことができる（action）

　医療従事者にかかわらず，どの分野においても人が成長するというのは，ある程度この流れに沿っているように感じます。"see one, do one, teach one"とありますが，「インターネット」と「機器（特に医療機器ですが）」の進歩が教育に大きな影響を与えました。一番大きく変わったのは以前seeしかできなかったのですが，**doの前に，もっとknowledge，competence**を学習できる

Column　外科医に必要な能力

　外科医と言えば，手術の技能が真っ先にアタマに浮かびます。もちろん指先の器用さも重要です。しかし，ジェフリー・ノーマンらは，それより「視覚空間」能力が大切ということを述べました。たしかに，我々専門医になればわかってきますが最後は基本的な解剖学や生理学が重要であることをより認識します。構造および機能をどれだけアタマの中で描けるか，ということが大切なのです。そして，安心してください。研修を開始する頃の医師それぞれの視覚空間能力は異なるものですが，繰り返し練習し，技術の成功と失敗のフィードバックをすることで専門的なレベルまでその能力を高めることができます。一番大切なのはやはり練習の繰り返しなのです[13,14]。

ようになったということですね。

　これらの歴史的背景を踏まえたうえで，是非この"see one, do one, teach one"，つまり SDT を見直してみましょう。

> see one, do one, teach one
> Miller's pyramid
> での成長モデル

see one → see(sea, si) one
see と sea(rch)

　これまで手技においては，まず何より「見る＝see」ことしかできなかったのです。とりあえず上級医や匠の先人たちの方法を見て学ぶ（盗む）のは基本です。前の章でも触れてきたように，五感をフルに活用しながら「みる」のです。ただし，今の時代では「みる」だけではなく，調べ・勉強する必要が出てきているのです。インターネットの普及とともに，今は学ぶべき（盗むべき）対象は世界中の先人たちとなります。NEJM の VIDEOS IN CLINICAL MEDICINE などその最たる例でしょう（日本語で書籍にもなっていますね『正しい方法がわかる臨床基本手技 DVD』）。do する前の準備，まず最低限の知識，情報を得るのにすら以前よりもっと時間をかける必要があることはわかっていただける

> **Column　one とは**
>
> 　ところで，see one などの対象の one というのはなんでしょうか？　1回，というものを強調するものでしょうか？　それだったら once でしょうか？　それとも，例えば穿刺法そのものを指すのでしょうか？
> 　筆者としては，その指導医のその行為およびその周辺の空気まですべてを含んでいると思います。最終的には呼吸であったり，立つ姿勢であったり，存在・所在というレベルまで到着するかもしれません。そして，それを do してほしいということです。再現ですね。得てして伝言ゲームであるように，「みる」という行為も，ここまでの章で触れてきたようにかなり恣意的に情報をそぎ落としていますので，大切なことも欠落することが多いです。再現しながら違いを確認する。手技というものはこのように1つの行為というよりすべてを包括した要素を指すように感じます。one というのは言い得て妙な表現のようにも感じます。

のではないでしょうか？

　実際に患者に不利益にならないために，先生方が実施する処置・手技はしっかりと事前に勉強しておくべきです。つまり，see だけではなく，sea(rch)：調べておきましょう。今後学ぶべきことはこのような形で爆発的に増えていくでしょう。またその話は別の機会に……。

see one
まず「みて」，盗め！
search one
調べることからすべてが始まる

si(mulation)

　確かに見るだけではなく，search＝調べることも大切です。ただ見るだけではなく，シミュレーションを行うことで「どのようにするか？」という competence をシミュレーション＝si(mulation)で客観的に計ることができるような時代になりました。実際に今までですと，医療行為を行うという段階になって，気づくこともたくさんあったのです。簡単な例で言えば，中心静脈ラインの挿入時において，「よっしゃ 3 件見学したので次は挿入だ!!」と意気込んでいた研修医もいざ患者さんを消毒し，ドレープをかけたところで，穿刺場所がわからなくなる，気づいたら心電図をつけていなかったなど……。

　上記のような状況が，実際の患者さんに手技を行う際にあることは望ましくないことは明らかでしょう。現在は医療の質を評価される時代です。実践的な練習を行い，穿刺の能力なども質高くやっていこうという時代が来ているのです。実際 learning curve はありますので，シミュレーションすることで中心静脈ラインの穿刺の安全性などは向上するわけです[15]。シミュレーションするときに心を忘れてはなりません（シミュレーションで「心を鍛える」のでした）。知識や手の動きも重要ですが，緊張感なくやっても全く意味がないのですから。

si(mulation)
シミュレーションするのに
心を鍛えることを忘れない！

do one → do one with consideration
やることも大事だが，どのようにやるかはもっと大事

　シミュレーションのときに触れましたが，実際に患者さんは生き物ですから（この表現も適切ではないかもしれませんが）いろんなことがあります。あってほしくはないことですが，一定の割合で合併症は起こりますし，よくない転帰をたどることもあります。そして，医療行為を行使する以上その結果はあなたに直接ふりかかってきます。前にも申し上げましたが，逃げることはできないのです。研修医はすべての責任を負うことができないことはわかっていますが，手技に関して言えば，処方と異なり直接的な印象をぬぐえません。実際に行う責任感も重要ですが，実際にはどのように行うかということが非常に重要となります。

　患者さん自身も，先生方が研修医であったり，未熟であることも明らかにわかっています（患者はすべて知っています）。さて，どのようにdoするか，です。皆さんが初めての医療行為を**どのように行えるか**というのは素養に近いです。人間として人とどのように接することができるかなど人間力も問われてきます。

do one
どうやってやるか？

シミュレーションと同じようにやるべし

　シミュレーションは前述のとおり非常に大切です。ただ，シミュレーションでできるようになったのだから，できるはずということには疑問もあります。なんといっても相手は患者さんであり，生身の人間です。どうしても我々の心を揺さぶるはずです。

「割り切ってシミュレーションと同じでやろう，人と思うな！」ということも，緊張であったり，そのような揺れる心を落ち着かせる1つの考え方です。「舞台に出たら観客をかぼちゃだと思え」に近いかもしれません。1つの方法ですね。実際にそのように割り切らないと手も震えたりしますし，うまくいかない人もいるでしょう。この方法がダメだとは思いません。ただ，是非皆さんには実際の患者さんに行っていることも忘れずに手技を行ってほしいのです。

未熟であることを認める

2つ大切なことがあります。1つは患者さんへの敬意。もう1つは指導医に信頼してもらうことです。

自分でまず未熟であることを理解し，それを認め，受け止めながら実行する必要があります。気管挿管と同じで，基本は何を理解し，実践しているのかということを共有することを行ってほしいのです。気管挿管のときは鎮静されていても，多くの中心静脈ライン挿入時には患者さんの意識があることは多々あるでしょう。

大体，どのような研修医も最初は敬意を払いながら，「顔にドレープ（覆い）がかかります」，「局所麻酔するのでチクッとしますね」まではみんな言うんです。

それは当たり前です。いきなりかぶせてきたり，いきなり痛くなったら「何やねん」となります。**信頼されるデキレジ**は違います。さらに1つ1つ声掛けします。それは2つの大切な方向に向けて声をかけています。指導医に向けたもの，患者さんに向けたものを混ぜて，どちらにも聴こえるように大きな声でやります。

例えば，試験穿刺1つとっても，「局所麻酔と同時に血液が返ってくるかも見ていきますので少し出し入れしますね」，「順調です。ワイヤーを今首から入れていますね」，「少し抵抗があるので，少し押さえてから一度刺し直します」など，実際の処置内容を直接伝えることで，自信があるように聴こえますし指導医の信頼にも必要でした。それに加えて，患者さんにも安心を与えるぞという強い気持ちが大切です。ここは完全にアートの領域です。

皆さんの多くがまだ自らが患者になったことはないと思います。おそらく数十年すればきっとわかると思います。ほとんどの患者さんは不安でいっぱいです。そのような中で是非思いやりを持ってdoしてください。

ヒトツヒトツ ノ コトバ ニ アイヲ[16]

do one
未熟ながらにさせていただく気持ちを忘れず
声出し確認を忘れるな

teach one

　teachとは誰に教えるのでしょうか？　ここでは主に後輩です。先生方に今後後輩ができ，その後輩が自分と同じ不安を抱えながら学習していきます。自分がどう感じていたか，何が足りなかったか，この辺りの体験こそ，後輩にも教育してほしいと思います。teachには，**learning by teaching**という意味が含まれています。

　手技などをはじめとした職人技など基本は教育，伝承が重要です。そしてこの教えることでの自分の学習，教育効果はこれまでにも多く研究されており，言うまでもありません。教育は自分のためでもあります。理想的な教育は前述の「屋根瓦」です。悩みや不足していた感覚は直近先輩から教わり，後輩に即座に教えましょう。すぐ明日から自分のものとして我が物顔で後輩に教育してほしいのです。さも，「10年前から知ってますよ」という感じで(笑)。答えがないものは一緒に悩みます。この繰り返しこそが教育の一番よい点であるのではないかと思います。**皆さん「屋根瓦してますか？」**

teach one
教えることで学ぶ

　研修医の技術習得にとってsee one, do one, teach oneは大切ですね。学習過程も皆さんに知っておいてほしいということでした。患者さんにも上級医にも敬意を払いながら学習してください。そして後輩に教えることで，その知識は定着していくことでしょう。

身体診察

　手技のところであまり触れていませんでしたので，身体診察についてもここでお話ししておきたいと思います。ただ，身体診察だけでもこれもまた1つの書籍になってしまうので，個人的に大切と思うコンセプトのみ触れていきたいと思います。結論から言えば，

- 観察眼を鍛え
- 捨てたものを拾い集める
- 感受性を高める

ことで，ここまでの章ともオーバーラップしますが，自分を鍛えることだと思っています。筋肉トレーニングに近い感覚です。

観察眼

　身体診察の素晴らしさというのは，文字通り，身体を「診る・察る」ということです（ちなみに「察」という文字も「みる」と読みます）。身体を「みる」ことで診断したりするということですね。CTやエコーといった画像診断の進歩によりこれらの身体診察能力が低下していることは間違いないと思いますし，自分も昔の偉大なる先生方と比較し，本当にダメだと実感することばかりです（聖路加国際病院の循環器には丹羽先生という先天性心疾患の父といえる先生がいて，身体診察にも造詣が深いのです）。

　身体診察のよさは，安価で繰り返し施行可能であるということが強調されていると思います。筆者はこれに加えて，「観察眼の向上」を付け加えたいと思います。情報のabstraction（捨てる能力）に関してはすでに触れましたが，これは病歴だけではないのです。実際に症状が出ている身体の徴候も非常に多くの情報を含んでいるのです。この中からpertinentな所見を抽出する能力はすべて言語化できなくとも有能な臨床医の礎となるでしょう。これはCTを見るときもそうですが，ただ，見るだけではダメなのです。身体診察を語るときには，視診・触診・聴診を中心に，嗅覚や味覚を含めた五感を使えと言われますが，何より「みる」ことができるかどうか？　それを鍛えることこそが身体診察の基本です。

患者を
みる(診る・察る)

捨てたものを拾い集める

　どう考えても一番重要なのは「みる」ことです。それほどまでに実際には情報量が多い行為です。日常生活でもほとんど目に入ってくる情報は捨てています。むしろ，情報を作っているとさえ言われていますよね？

　　盲点の例：左目を隠して＋をみて近づいたり遠ざかったりすれば黒い点が消
　　　　　　　えるところがあります。

　実際にそうです。研修医に動脈圧を描いてみてといっても毎日 A-line を入れたり，見たりしているにもかかわらず，ほとんどの研修医は圧波形を図として書くことはできません。見ている情報を捨てているからです。動脈ラインを入れていたとしても，収縮期血圧と拡張期血圧の数値しか見ていないのです。皆さんが見ている情報の 99.9％は無意識に捨てていると思っていただいて構わないと思います。それぐらい人生を生きていく中で情報は捨てているのです。この作業は仕方がありません。研修医が勉強する中で，臨床の情報は時間軸も含めて異常に多いのです。捨てなければ臨床の実際に大切なこともできなくなります。ただ，大切なことはこの妥協点を常に同じところに置いてはいけないのです。

図5　盲点の例

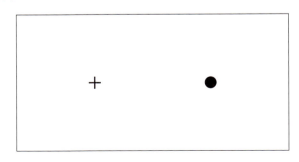

現在筆者が感じる，身体診察の修行は広い砂浜の中から白い宝物を探し出す作業に近いです。地味な作業です。捨てたままでも診療は進んでいくことも多いです。ただ，この自分が無意識にでも捨ててしまった情報の中から貴重な情報を拾い出せた瞬間は，臨床医として非常に成長できる瞬間です。苦労しなければ成長しないのです。自分で苦労してみつけた宝物は一生のものです。その身体診察に関する自信は計り知れません。臨床医の醍醐味はこのような瞬間にあることは知っておいても損はないでしょう。

> 身体診察の修行は
> 捨てたものを拾い集め
> 宝物を見つけるようなもの

感受性を高める

　結論は簡単です。感受性を高めればよいだけです。研修医の先生方は最初にいろいろな疑問がわきます。しかし，ほとんどの疑問に答えがないことに気づき，質問することをやめていきます。捨てることに慣れてくるわけです。この捨てる作業の手を止めてみればよいのです。効率も重要ですが，1日に数分でよいのです。患者の病歴聴取・診察のときに少し観察してみましょう。感受性をフルに高めて一挙一動を見るのです。

　この患者はどのくらいの心拍数だろう？　まばたきの回数は1分間に何回だろう？　まつ毛の本数は？

　これらを数分感じるだけで，疑問がわくはずです。人のまばたきの回数は1分間にどのくらいだろう？　まつ毛の本数は何本ぐらいが平均だ？　しょうもないことでもよいのです。疑問を捨てる癖だけ残さないようにしてください。前述のとおり，妥協も大切ですが，今現在の妥協点だけに自分のセットポイントを固定しないようにしてください。向上させていく必要があるのです。例えば，少し疑問を持つだけでも，日常の世界の豊かさに気づければまず第一歩を踏み出したことになるでしょう。身体診察の基本は観察＝視診です。1つの臓器・器官にこだわらなくてもよいのです。それをエビデンスや常識といった医学知識と紐付ける流れはあたかもシャーロック・ホームズが推理をするがごと

くです。この作業を自分で理由付けできるようになれば，ようやく臨床医としてグレーゾーンを抜け始めていると思います。これは一部の臨床医のこっそりとした楽しみでもあるのです。

身体診察の基本は
感受性を高めること

視診・聴診・触診：客観性のある所見に特化する

　さてさて，ここまで精神論ばかりでしたが，実際の診察の方法も大切です。ただ，これらはOSCE（オスキー）でもよく学習されていますよね。肝臓の触り方であったり，脾臓の触診あたりは「本当に眉唾感が満載だ！」と実感したことがないでしょうか？

　自分は初期臨床研修から今まで，身体診察で上級医の先生がすごいと思うことはたくさんありましたが，実際に身体診察を行ってよかったと感じる瞬間の多くは，自分が自分で獲得した身体診察に限定されます。

　例えば「聴診でⅢ音だね！」とえらい先生が言っていても，はっきり言ってわかりませんでした。「ホンマかよ？」という思いのみが残りました。『そこが知りたい！ 心音 一刀両断！』という最近関わらせていただいた翻訳本の中で非常に面白い表現があります。

　「teaching is traditionally carried out at the bedside, with an expert describing the physical signs and the trainee nodding knowingly」[17]

　身体診察の教育現場では，わかってないけれど，なんとなく知ったかぶりして，うなずいているってことです。実際にこれを読んでいる先生方もそう思いませんか？

　自分もⅢ音やⅣ音など意味がわかりませんでした。これを解決したのは何か？　**客観的なモダリティです。**

　心音は心音図でした。はっきり言って，最初どれがⅢ音かわかりませんでした。よく見たら，あるほんの小さな音，これがⅢ音だ，と心エコーと比べ合わせてようやくわかるわけです。普通に聞いていて聞こえるわけがないものをこれまで探していたわけです。

全く音の性質も違いますし，これを言葉で表現するには限界があります。そして，「何がこれらのグレーゾーンを抜けさせてくれたか？」といえば，やはり「気づき」という成功体験です。すべてそうです。肝臓のサイズがどうか？　肝濁音境界などエコーで確認すればよいのです。pulpable purpura：紫斑など病理組織を見ればわかります。そして，そのような皮疹を触れられるかどうか（pulpable ？）。

　これらの1つ1つの成功体験を面倒でしょうが，1人1人が確診していく必要があるのです。CTやエコーといったイマドキのモダリティで得られる情報から，次はそれらがなくとも診断できるまで匠の技術を磨くのです。これは自分の本当の力です。この過程こそがあなたを臨床医たらしめるものです。

　昔とは違うのです。今の時代なりの勉強方法でよいのです。「アタマ」のところでも触れましたが，多くの情報収集能力で診断を行い，確定したものから学ぶという方法ですね。身体診察での陽性所見はここからたくさん得られるはずです。是非ともこのイマドキの方法で学習を続けてほしいです。

　患者本人の中にすべての情報があるのです。情報の一部の切り出しがCTであったり，エコーであったりの結果なのです。からだの奥を見るにはCTやエコーのほうが有効ですが，実際のショックでの冷感・冷や汗などは身体診察のほうが圧倒的に重要です。情報の切り出し方が違うだけなのです。この視点は情報のabstractionの観点から非常に重要なので忘れないようにしてください。

　臨床医は，臨床の情報を捨てては拾い，捨てては拾い，という作業を繰り返しているのです。

> 客観性のある検査結果から
> 身体診察能力を高めよ
> 自分で気づくときが来るまで

　ここまで来ておわかりのとおり，手技も身体診察も筆者が伝えたいことはかなり似ているかもしれません。エビデンスに基づくものを学ぶことも大切ですが，今その場にある事象を実感できないと臨床現場にいる意味はありません。

五感をフルに活用し，自分の能力を向上させるという気概が必要です。是非その心意気が大切ということだけ理解していただきたいと思います。

当直について

当直業務を語らずに医師の仕事は語れませんね。昔とは全く環境が変わり改善されていることが多いので，**原則，翌日は休める**というのが基本でしょう。これから5年間で医療業界の労働に関する問題は解決する方向なのでしょうが，そのような話はさておき，今回は初めての**当直の心構え**ということを取り上げてみます。

初めての当直

どこかで初めての当直が来ます。前述のとおり，医師の仕事と切っても切り離せません。ですので，どうしても対策を練っておく必要があるでしょう。前述のストレスコーピングでも触れましたが，100％発生するストレスですので，内容を理解しておきましょう。ストレスコーピングの方法はすでに触れましたので，愚痴ったり，余暇を楽しむのも1つでしたよね。しかし，当直からは逃げられないので，向き合い方を学んでおきましょう。一度就職してから医学部に入った方など，年齢が少し上の方は体力的なものにも気をつけていく必要があります。どれだけ慣れていても，寝られない当直は本当に大変です。

当直にもいろいろ種類があって，
- 夜間外来・救急外来の当直
- 病棟の当直
- オンコール（これは厳密には当直と言いませんね）

に大別されるでしょう。研修医はおそらくどれも経験することとなります。「何が問題か？」と言えば，前述の研修医のストレスの話ともやや重複しますが，医学的問題，体力的問題，精神的問題になります。

初めての当直
医学的・体力的・精神的問題

夜間外来・救急外来の当直
知識を増やす

　医学的問題としては，当然ながらの知識不足と，スタッフ（指導医）の余裕のなさから，いわゆる，最初に医師としてのリスクを最大に感じるところと言ってもよいかもしれません．

　医師としてのリスクというのは，誤まった診断であったり，誤った治療を施してしまうのではないか，という純粋な不安です．X線・CTの読み方，心電図などの読み方も含めた診断についても，治療法についても，いかんせん研修医の先生方には経験がないので仕方がありません．しかしどこかで「初めて」を経験しなければいけないのです．さらにややこしいことに，患者さんはすべからくリスクも高いのでリスク最大級です．

　手技などの悩みも，挿管などいろいろな急変時を除けば，かなり幅の広い対処方法が必要となります．例えば，肘内障や釣り針の抜き方といった対処方法も知っておく必要があるでしょう．最近の書籍はいくつもこれらの対応について書いていますが，前述のマニュアルや，minor emergenciesといった特化した教科書などを頼りにやっているのは以前も今も変わらないかと思います．こういった書籍を事前に読んだりするのに，当直する診察室などに忍ばせておくのは大変役に立つでしょう．

　知識を網羅的に得るのは困難です．しかし，頻度が多いもの，特殊性が問われるものを優先的に事前に予習しておくことは，研修医の立場としては重要です．総合力を問われますが，真剣に研修生活を送り，ある程度こなせるようになれば自信がつくところですので安心してください．最後は手技と同じく，成功体験が重要です．肘内障などの治し方も教科書を読むのと1回経験するのでは天と地の差です．ということで，最初はひたすらに症例の数を「みる」ということが重要です．本当は成長するのは責任を持って対応するときなのですが，グレーゾーンを抜けるには数が助けになることも多いです．時間があれば救急外来にちらっと行くというようなスタンスは古今東西どこの研修医も行っ

てきたことだと思います。まぁ，心がネガティブにならない範囲で行ってください(笑)。

当直での救急外来・夜間当直
リスクは最大
予習は必要，現場でも学習

トリアージ

　救急の先生方を見ていて思うのは，非常に迅速にパッと診断，判断，治療決定しているように感じることです。ここが重要です。「アタマ」の診断推論のところで触れましたが，感度特異度の高い所見・徴候などを基に極めて速度を速めて対応しています。救急外来ではスピード感が違います。これはケースカンファレンスとは違うところです。

　トリアージできないと本当に大変です。何よりトリアージ能力こそ，救急外来の研修や当直で学んでおいてほしいことです。我々の仕事は常に9～17時に事務的作業を行って，終わらなかったらまた明日という業務ではないのです。かなり予定外のことばかりです。これは病棟業務でも当てはまります。したがって重要度・優先度をつけるトリアージという能力を得て，実際の業務全般にも当てはめていけるようになっていただく必要があります。必須能力です。

　日本でのトリアージの例として有名なのはSTART(simple triage and rapid treatment)で，この4色でのトリアージは見たことがあるでしょうか[18]？

　これらは非常に簡便化されており，アルゴリズムとしてYES/NOで分岐され，どうするかまで決まっているので非常に楽ですよね。これは演繹的なアプローチで生まれてきたような形になっていますが，基本は感度・特異度が高いと考えられる所見で分類しているわけです。まず研修医の先生方は臨床現場ではこのような項目に注目するよ，という**項目＝要素**を勉強してください(例えば，歩行可能性，呼吸回数は30回で分ける，といった形です)。ちなみに，他にはCTASというカナダのものを参考にしたJTASというものもあります。

　トリアージのメリットとしては，主たるところは診断というより緊急度・時間軸を優先しているわけです。診断推論とは一線を画していると考えましたの

図6 START法のアルゴリズム

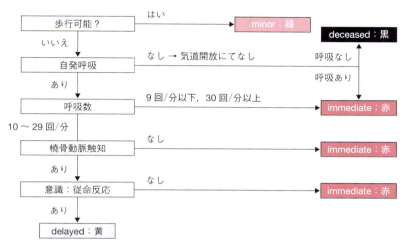

(出典:日本集団災害医学会.DAMT標準テキスト.改訂第2版.東京:へるす出版,2015; 98 より許可を得て転載)

でここで触れました.トリアージは当然救急で大切であり,救急のみならずそのコンセプトは,まず研修医の先生が勉強するべきところです.診断が神格化されやすいということを伝えましたが,実際に診断することよりトリアージがまず大切なのです.

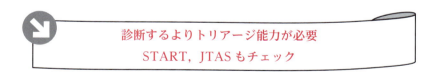

診断するよりトリアージ能力が必要
START, JTAS もチェック

当直のつらさ

ただ,最初の当直は厳しいでしょうね.すでに触れましたように医学的にも疲れますが,体力的にも精神的にもダメージを受けます.もちろん丸っきり役に立たないつもりでのぞむのですが,努力し続けなければいけない,しかも夜中ずっと仕事…….厳しいですね.寝当直と言われる当直でもいつ呼ばれてもおかしくないため,ストレスがかかります.

研修医の間はまだまだ若い方が多いので，体力的にあまり問題にならないことが多いかもしれません。ただ，前述のようにプロとしての未熟さ，体力，精神状況3つの観点で周りから追い込まれれば，誰もがネガティブ感情につき落とされ，這い上がってこられないとしても不思議ではありません。

　そんな中で，少し気分を快適にさせる**当直ライフの必須情報**を紹介しましょう。全く医学的ではないです。自分で変更できる領域を理解しておくべきところでしょう。つまり，当直業務自身を変更することはできませんが，その合間合間の生活の質は変えることができます。

- **まず夜ご飯は楽しく食べられるものを用意する。**

　忙しそうなときには冷めても美味しいものを選ぶ。医師検食用のものでもよいですが，ここはケチらなくてもよいような気がします。夜のおやつも心のオアシスとして機能します。

- **当直セットその1を作成する。**

　まず，シャワー*を使える場合はシャンプーなどのセット，そして使えないとき用のドライシャンプー・制汗シートなども一助になるかもしれません。そして歯ブラシセット。ここは自分のこだわりを用意してもよいかも。メガネとコンタクトは使い分けが重要です。メガネには血が飛んできたときの防護作用はありますが，落として割れるリスクもあります。女性であれば，メイクに関してはどうするか悩まれると思いますが，まつげエクステも含めて各個人にお任せします。

　下着をはじめとした着替えは必須です。シャワーが使えなくとも朝方に少し着替えるだけでも気分がさっぱりします。

- **当直セットその2を作成する。**

　こちらは勉強道具です。ほとんど読めないながらも読みたい一般書籍と，当直で使うであろう医学書籍・マニュアルを用意します。全く開かない本を持ってくることが多いでしょう。

- **仮眠の原則**

　仮眠はOKが出たらとってよしですよね。OKが出ずともどうしても眠い

---

* 頭を洗っているときに電話が鳴るというシチュエーションがきっとあるでしょう……。

場合には相談すべし。このお願い作戦ばかりしていると「こいつダメなやつだ」→「余計仕事をさせよう」という最悪の流れになりますので注意です（笑）。
- 音楽やコーヒーといった癒し
- バットやサンドバックとか（笑），体を使ったストレス解消法
- 電話で起こされた場合には，二度寝注意！ 心に留めておきましょう。

誰もが二度寝の経験があります。あのときの翌朝の気まずさといったら……。「患者は大丈夫だったのだろうか……」。基本本当にヤバい場合はもう一度電話がかかってくるか，他の先生に頼んでいますので大丈夫ですが，気まずい空気になることには変わりありません。

> つらい当直の過ごし方
> 必須当直セット
> 二度寝注意

病棟当直

　こちらは，特に病院間の差が大きいと思われます。外科の患者も内科の患者もみることがあると思いますが，救急外来よりは切羽詰まった感じはないかもしれません。ただ，もちろん病棟急変などもありますが，基本的な対応は，ある程度のマニュアル的なもので対応できることも多いです。つまり，先ほどの救急外来よりバリエーションは少なく，医学的問題はないと言っては嘘になりますが，少し楽でしょう。

　では，何が問題か。最初の当直での怖さというのは，医療従事者間での情報伝達の限界が第一に挙げられます。救急外来というのはほぼ，周りの人（看護師）や事務の方も初対面ですが，病棟というのは対象が入院患者ですので，看護師・看護助手のほうが，患者についてよく知っています。そして，主には電話で連絡が来るでしょう。それも，慣れない研修医からしたら，いきなり知らない看護師からなのですが，先方は研修医として認識しています。つまり情報ギャップがあるのです。

　期待と現実のところでも触れましたが情報が少ないことは，かなり不利です。大体，何科の何の患者かわからないのも不安を助長させます。慣れてきた

ら病棟である程度の疾患も想像できたり，以前に関わった患者なども出てきますが，初めの頃にはいかんせん厳しいです。

　慣れた看護師であればどう対応すべきかすでにわかっていることが多いです。「研修医に電話するより，上の先生に電話したほうが話が早いんだけど」，「点滴入れてもらうだけなんだけど……」みたいな感じです。皆さんは自分にとっての初めてでいっぱいいっぱいでしょうが……。

　ということで，このギャップを解消する必要があります。

　マネジメントですが，当然，人当りは重要です（笑）。電話にでるときに不機嫌に話すことなどありえません。注意ポイントとしてはあまりにも有名なフレームワーク，SBAR です。

- **S**ituation「状況」
- **B**ackground「背景」
- **A**ssessment「評価」
- **R**ecommendation「提案」

より実践的にするには，これらの中でも忘れてはいけない内容についていくつかリスト化しておくほうがよいでしょう。SBAR に組み込むことができる内容ですが，例として挙げておきましょう。

1. 急変時対応，アドバンスディレクティブ
2. 入院時主病名，背景疾患
3. 主治医名
4. そして，何を困っていて，何をされたいかということ

ですね。なにより"Recommendation"です。看護師はある程度答えを持っているので先にそれを聞き出してしまってもよいのです。上級医の対応を確認する方向で聞いてみてください。基本先生方は研修医ですので，つまらないことでもきちんと上級医に報告するつもりでよいと思います。慣れてきたときにこそ，要注意です。

病棟当直電話対応の修行
SBAR と忘れてはいけないポイントをまとめておく

オンコール

　研修医の間は少ないかもしれません．これは病院の中にいる必要はないけれども，必要があれば呼び出される担当ということです．むしろ研修医の先生方は病棟の患者などのことで呼び出されることがあると思います．やはりちょっとしたことで呼ばれやすかったり，自分のミスであったりと，どうしても多くなるのは仕方がないと考えます．しかし，少し注意してください．当直とオンコールではどちらがつらいか？

　この問題に関して，保坂　隆先生らの報告ではなんと，オンコールのほうが有意にうつになりやすかったということです……[19]．ここで重要なことは，自分の心がすり減っていることには意外に気づかないのです．労働時間だけでは，医師自身のからだの問題は計り知れず，私たちは本当に注意しなければいけないと常に思います．

オンコールも要注意
当直よりうつになりやすい

文献

1. 厚生労働省．医師法第16条の2第1項に規定する臨床研修に関する省令の施行について．別添　臨床研修の到達目標．
2. アトゥール・ガワンデ（小田嶋由，石黒　達訳）．コード・ブルー：外科研修医救急コール．東京：医学評論社，2004．
3. Ozer S, Benumof JL. Oro- and nasogastric tube passage in intubated patients: fiberoptic description of where they go at the laryngeal level and how to make them enter the esophagus. Anesthesiology 1999; 91: 137-43.
4. Costantino TG, Parikh AK, Satz WA, et al. Ultrasonography-guided peripheral intravenous access versus traditional approaches in patients with difficult intravenous access. Ann Emerg Med 2005; 46: 456-61.
5. Schwemmer U, Arzet HA, Trautner H, et al. Ultrasound-guided arterial cannulation in infants improves success rate. Eur J Anaesthesiol 2006; 23: 476-80.
6. Feller-Kopman D. Ultrasound-guided thoracentesis. Chest 2006; 129: 1709-14.
7. Ross GJ, Kessler HB, Clair MR, et al. Sonographically guided paracentesis for palliation of symptomatic malignant ascites. AJR Am J Roentgenol 1989; 153: 1309-11.

8. Sites BD, Gallagher JD, Cravero J, et al. The learning curve associated with a simulated ultrasound-guided interventional task by inexperienced anesthesia residents. Reg Anesth Pain Med 2004; 29: 544-8.
9. Murphy M, Nagdev A. Focus On: Ultrasound-Guided Lumbar Puncture. ACEP News Sep. 2007: 23-5.
10. Tirado A, Wu T, Noble VE, et al. Ultrasound-guided procedures in the emergency department-diagnostic and therapeutic asset. Emerg Med Clin North Am 2013; 31: 117-49.
11. Gorrindo T, Beresin EV. Is "See One, Do One, Teach One" Dead? Implications for the Professionalization of Medical Educators in the Twenty-First Century. Acad Psychiatry 2015; 39: 613-4.
12. Miller GE. The assessment of clinical skills/competence/performance. Acad Med 1990; 65(9 Suppl): S63-7.
13. Ericsson KA, Krampe RT, Tesch-Römer C. The role of deliberate practice in the acquisition of expert performance. Psychological review 1993; 100: 363.
14. Ericsson KA, Charness N, Feltovich PJ, et al. The Cambridge Handbook of Expertise and Expert Performance. Cambridge: Cambridge University Press, 2006.
15. Dong Y, Suri HS, Cook DA, et al. Simulation-based objective assessment discerns clinical proficiency in central line placement: a construct validation. Chest 2010; 137: 1050-6.
16. 高橋　歩．LOVE & FREE：世界の路上に落ちていた言葉．東京：サンクチュアリ出版, 2001.
17. Elspeth MB, Terence SL, William BC, et al. Heart Sounds Made Easy with CD-ROM, 2nd ed. London: Churchill Livingstone, 2008.
18. Benson M, Koenig KL, Schultz CH. Disaster triage: START, then SAVE — a new method of dynamic triage for victims of a catastrophic earthquake. Prehosp Disaster Med 1996; 11: 117-24.
19. 日本医師会　勤務医の健康支援に関する検討委員会．勤務医の健康の現状と支援のあり方に関するアンケート調査報告書．平成28年6月．

Chapter 2 私たちが目指す完璧人間との間に

コンピテンシー

私たちが目指す完璧人間

　研修医になりたての先生方がたどるであろう道の基本となる知識・手技などを整理してきました。ここからは，これらが一人の人間・医師としてどのように統合されていくかについて少し触れたいと思います。

　では，**理想の研修医とはどのようなイメージ**でしょうか？

　「ホウ・レン・ソウ」ができて，**知識が豊富**で，患者・周りのスタッフへの**心配り**ができて，**心身ともに健康**で，週末やオフのときには**プライベートが充実**している，といった研修医でしょうか？　いるはずもないです。現在の自分ですら果てしなく遠いと感じます。

　しかし，一方，医師に求められている理想像というのはこんなものです。研修医だけではなく，すべての医師が完璧であってほしいというのが，患者や家族のみならず同じ医療従事者にとっても望みでしょう。そして，**理想と現実のギャップが「いい医師」とか「悪い医師」といった表現になってしまう**のです。

私たちが目指す医師像は，完璧人間です。

　その完璧人間と自分の間にギャップを感じますが，悲観的になる必要はありません。というのも実は完璧人間の像はその瞬間・瞬間で違っていて，言ってしまえば皆さんも，研修医が終了したらまた違う完璧人間の像ができ上がります。登山のように動かない山の頂上を目指して，登っているのではなく，動く目標を常に追いかけていることとなります。完璧人間になるという結果が目標ではないのです。

そのような「**完璧人間に向かおうとする非常に不完全な人間である過程**」こそが我々の目指すべきところです。重要なのは「そのとき，そのときの最大限の努力もしくはパフォーマンス」をすることです。

完璧人間はいない
完璧人間を目指すその姿勢と過程

頑張る先にあるもの

　そのとき，そのときの最大の努力って，おいおい，ただ頑張ればよいって話ではないだろ，ということで少し参考となる情報を。理想の研修医というのはどのようなものでしょうか？

　世の中の医学教育者たちは，医学教育について今，「学習アウトカム」という表現でアウトカムをカテゴリーに分類し，**到達目標**を決定しました。最低限理解しておくべきポイントは，①**到達目標設定型の教育**，②**プロフェッショナリズム**，③**コンピテンシー**です。

大切なものは目にみえない

　①到達目標設定型の教育ですが，昔は教育者が教えたというプロセス（実施の有無）のみで OK だったのですが，今は研修医自身が一定の能力を習得しなければダメだ，ということになっています。これらの目標はちゃんと到達してくださいね，という学習者中心の目標が設定されてきました。ここは比較的理解しやすいと思います。

　②プロフェッショナリズム，③コンピテンシーの定義ですが，**プロフェッショナリズム**は，「専門職の集合的行為の総意などにより獲得されねばならない社会的プロセス」[1]，**コンピテンシー**は，「ある職務において卓越した業績を生み出す要因となっている個人の基盤的特徴」[2] とされています。どちらも結論から言えば**「目に見えない」**ものです（医学教育の専門の先生方ですらそのように感じているのです）。言い換えるとすれば，**「目に見えない医師らしさ」**です。

　教育の研究をされている方々が**「見える化」**を行っているのです。見えない

ものを可能な範囲で見える化しようとしてくれています。

目指す医療の変化
プロセスからアウトカムへのシフト
目に見えないものを見える化

完璧人間を目指すために

それでは具体的にはどんな目標があるのでしょうか？

例えば，AAMC(Association of American Medical Colleges：米国医科大学協会)はレジデンシーにおける13の核となるentrustable professional activities(遂行可能業務)を提唱しています[3]。

- 病歴と診察
- 鑑別診断と優先順位
- 検査の解釈と提案
- 指示と処方の合議・実施
- 診察の記録
- 症例提示
- 患者ケア改善に向けたEBMの実施
- 責任あるケアの引継ぎ
- 多職種チームのメンバーとしての協働
- 緊急対応が必要な患者の同定とマネジメント
- 検査や処置におけるインフォームド・コンセント
- 一般的な処置の実施
- システムの問題を同定し，安全や改善に貢献

カナダのCanMEDSにおいては，7つのコンピテンシーを医師すべてに求めています[4]。

- 医学の専門家であること medical expert
- コミュニケーター(医師患者間の関係性) communicator
- 協働者 collaborator

- 健康の擁護者 health advocator
- マネージャー manager
- 学者・教育者 scholar
- 専門職者 professional

　一般的な記録や診察といった目に見えやすい目標以外にチーム，マネージャー（マネジメント），システムの問題の同定などが含まれています。「心」のところで触れた**ノンテクニカルスキル**も同様です。通常の**テクニカルスキル**以外でまとめてしまえば，**多職種連携と管理者視点**です。

医学的な能力＋α が必要
多職種連携と管理者視点（客観的な視点）

　このような多職種連携と管理者視点を含む項目の詳細を勉強していただくことで，研修医の先生方のより完璧人間を目指す方向も明確になると思います。これだけで 1 冊の本になってしまうかもしれませんが，医学教育に興味がある方は『医学教育を学び始める人のために』などから読んでみると参考になると思います[5]。

　ただし，先生方が一番忘れてはいけないのは，医師に本当に必要とされるものは**「目に見えない」**（＝まだ評価の言葉にしがたい）ことが多いのだということです。記載されていることを理解するだけでも大変ですが，それだけではいけないのです。常に完璧人間を目指すのです。おそらくまた 10 ～ 20 年後にはさらなる指標ができてきていると思います。なぜなら**永遠に見える化と見えないものは追いかけっこ**だからです。

　そのとき本当に大切なものは目にみえないのです。見えてからわかることはほとんどの人もやろうとしている，またはできていることだと思います。**我々はこんな見えない指標に到達すべき完璧人間を目指しているのです**。

　抽象的な話になってしまいましたが，教育の学問的要素と実臨床現場にも解離があります。次の項では，完璧人間とは程遠い**実際の研修医の 1 日**に焦点を当ててみたいと思います。

研修医の1日から考える：効率性・時間対効果

　あなたは卒業したての研修医で，5月中旬。まだまだモチベーションにあふれています。麻酔科の1カ月の初期研修が終了し，少し手技ができるようになってきたところです。今日から内科のローテーションが始まるということで，昨日は前のレジデントから，引き継ぐ受け持ち患者の申し送りを聞いてきたところです。今朝はやる気に満ちあふれているうえ，初日は不安なので朝は6時30分に起きて病棟に到着しました。まず経過表の確認です。昨晩何か変化がなかったかを確認しました。**引き継いだ患者は8人……**。

　経過表の見方がよくわからない。バイタルサインと看護師さんのコメントを確認するものの，**1人目をチェックして驚く。10分かかってしまった……**。えっ，8人みると80分……急がなきゃ。さらっとみるようにして5分×7人＝35分で終えて，時計を見るともう7時10分。全体の回診は8時からだったっけ？　何人かの指導医の先生もチラホラいるなぁ。プレッシャーが……。ともかく回診しよう……。きっとここで待ちわびた患者との触れ合いが待っているはず。

　サトウさんは76歳女性。原因不明の間欠性の発熱で入院しているが，至って元気である。経過表も大きな問題はなさそうであった。今日また心臓超音波検査を行う予定である。「よーし」と勢いいさんで部屋に入る。
「お元気ですか？」
「はぁ……まあまあですね」
「どこか痛いところはありませんか？」
　ここでも難関が待ち構えている。こちらはある程度プロブレムを抽出しているのでfocusされたclose-ended questionで入りたいのに，人対人の関係ではそううまくいかない……。
「痛いところはないですけどね，あまり食欲がなくて。お通じの出は悪いほうなんですが，ここ2日ほどでていないんです。不安で不安で」
「熱，体温，血圧などは変わりなかったんですけどね…痛みはないですか？」
「痛みはないんですが……」
「今日，超音波の検査がありますので，原因がわかるといいですね」

「超音波って痛いのでしょうか？」

「大丈夫ですよ．痛くない検査の代表です．（そろそろ違う患者さんのところに行かなきゃ……）それではまた伺いますね」

「わかりました．また結果がわかったら教えてください」

　自分でもダメだなぁ，と思いながらも患者の話を断ち切りながら次の部屋に向かう．患者の寂しそうな視線が背中を突き刺す．痛い．

　部屋を出たら少しホッとする．よし，昨日とはあまり大きな変化はなかったということで，この患者はこれから超音波だし，結果をみてから治療方針を考えればいいかな．プレゼンテーションでも「昨日と変化ありません」という鉄板のフレーズで乗り切れると信じたい．

　次に向かうのはフジタさんの部屋．68歳男性で，アルコール性肝硬変で食道静脈瘤の出血で入院し，止血術後である．経過表では問題ないのに，どうも具合が悪そうだ．

（おいおい，経過表ではなんともないって書いてあったけど……）

「大丈夫ですか？」

「ううん……（目はつぶったまま）」

「フジタさん！！（揺さぶる）」

「ううん……」

　これは困った．他にも6人も受け持ちがいるんだけど，どうするべきか．先に6人ささっと回って，戻ってくるべきか，経過表からは他の人よりここかなぁ……プレゼンの準備は完璧には無理だな．まずこの患者の対応を考えよう．体が2つあっても足りない……．

研修医の1日

　これは，自分が研修医だったときの回診のときのイメージですが，今もあまり変わらないでしょう．皆さんも瞬間・瞬間で悩みを感じながら研修していると思います．診断，処置・手技などとは**全く違う思考回路**がグルグル回っている感じですね．あまりにも具体的すぎたので，もう少し典型的な研修医の1日を時間単位で区切り，抽象化することで考えてみたいと思います．

7:30	回診(1人で)
8:00	診療科でのラウンドや申し送り
9:00	看護師との申し送り
10:00	血液検査などの確認・指示出し＆新規入院患者に会いに行く
11:00	各種検査や手技など
12:00	ランチョンレクチャー・昼食
13:00	再び手技や各種検査の確認と翌日以降のさらなる検査・投薬指示
14:00	新規入院患者の把握と対応など
15:00	可能であればもう1度重症な患者の状況を見に行く
16:00	このあたりから急にアテンディングがラウンドし始める(16:30終了)
17:00	日によっては，レクチャーが入る
18:00	今日の振り返りと自己学習

これでも非常にうまくいっている1日です。

これらの流れに沿って，よくある研修医の思考回路とそれぞれの悩みについて少しずつ触れていきたいと思います。抽象的なところと具体的なところの間ぐらいにしていけたらと思います。

振り返って，研修医の1日をまずよく見てほしいのです。このスケジュールでも患者に会いに行く時間はおそらく**1日2回**あればよいほうですね(しかも数分!?です)。特に受け持ち患者が10人を超えてくると物理的にも時間が不足し，立ち回りが悪くなるでしょう。人によってこの数字は異なると思いますが，少なければよいというわけでもないのですが，stress-performance curve(inverted-U)に近いですね[6]。

一方で，実際のモチベーションの高い研修医は患者を多く持ちたがります。なぜでしょうか？　これは別の理論に基づきます。volume effectです。特に手術などの手技のときによく表現されるのですが，症例数が多ければ多いほど，技術が向上し，成績も向上します。これと同様に内科の症例も経験があればあるほど，能力が向上することも明らかですし，これは我々の感覚からも正しいので，多く経験してみたいというのは非常に理にかなっています[7]。

この2つの曲線*の特徴として，inverted-Uは症例数が多すぎたときの問題，learning curveは症例数が少なすぎるところでの問題となりやすそうですよ

図1　受け持ち患者数と研修の質

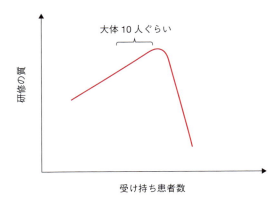

図2　症例数と得られた技能

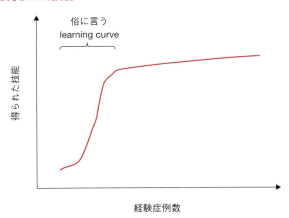

ね。結局多すぎても少なすぎてもダメですね。バランスが大切です。

　それぞれの先生によってある程度の横軸の症例数は違うとはいえ，こう考えれば適切な症例数というのが見えてくるようにも感じます。欧米ではこのあたりをある程度割り切ってやっています（例えば心筋梗塞のカテーテル治療件数だったら20件/年とか）が，日本ではこのinverted-Uの右ギリギリを目指す，

---

* これらの曲線に関してはさまざまな理論が展開されていますが，ひとまず今回の説明に役立つものを用意しておりますのであしからず。

もしくは根性で乗り切る先生が多いのかもしれません（実際に角度は鈍くなっていきますが，症例数と技能の関係は右肩上がりで水平のplateauに達するわけではないと考えます）。逆に症例数が少なすぎるときには技能が全く追いついてこないので焦りもあります。自分で本能的に理解しているのです。だから，研修医の間で，「私はCVライン3件やった！」「オレは虫垂炎の手術2件やった！」などと言われると焦りを感じてしまうのです。周りからの自分の評価，自分への期待というものを気にしてしまうからですね。

　これらの手術であったり，症例数であったりというものは，目に見えますが，提供できている医療の質などはなかなか実感がわきにくいですよね。目に見えにくいので質がかなり落ちて初めてわかるというのが多いです。大体上級医がある程度目安を決めて，今の研修制度であれば直接の受け持ち患者を10～12人ぐらいまでに調整することが多いように感じます。実際に研修医の精神状態が破綻したり，患者に害を与えるようになってからでは遅いですから。少し物足りないぐらいが平静の心を保つのにちょうどよいときもあります。食事と一緒です。食べ過ぎはダメなのです。八分目がよいのです。

忙しい1日
case volume effect
何事も八分目がよい

　それでは，これらの物理的限界を認めながら，実際の業務を以下の7つに分類し，詳細をみていきましょう。①回診の仕方，②プレゼンテーション，③看護師との申し送り，④検査オーダーや新規患者との面談，⑤レクチャーの是非，⑥指示出し，⑦診療録記載について順番に述べていきます。

①回診の仕方

回診の理想と現実

　研修医にとっての一番大切な時間かもしれません。基本的な流れは，1．昨晩の経過表を確認する（自分が見ていない，主に看護師の記録であるが，他の記録も含む），2．問題点の推定，3．患者の病歴聴取・身体診察，4．問題点

の再考，5．プレゼンテーションの準備という流れです．

　患者1人1人をしっかり検討していたら文献検索まで必要になりますし，これら5つを行うだけでも1日あっても足りません．どれが最も優先事項が高いのか考え，妥協していくこととなります．完璧人間を目指す我々にとっての一番のストレスはここにあります．理想と現実のギャップに悩むのです（情報の取捨選択に似ていますね．ただこちらのほうがより痛みを伴います）．

　前述の通り，**朝の回診から研修医は悩みの連続**です．タイムマネジメントに加え，医学的・社会的判断を問われています．より深いレベルでの**トリアージをする必要**が出てきます．このようなときに，優先順位の決定の責任と要領のよさが必要です．完璧人間には程遠くても，研修医の間に得る必要がある能力＝裏国家試験の通過条件には，この**優先順位の決定責任を取る**ことが大切です．裏国家試験のkey wordの1つに「責任」がありました．これは研修医が取れる数少ない責任の1つでしょう．上級医から指導されたり，怒られたりするのもここが一番多いところだと思います．

システム化

　「優先順位の決定責任」などと難しい用語を使いましたが，実際には研修医の先生方も別に何も考えていなくとも，これらの業務は1年ぐらいたてば，特に意識せずともシステム化して，要領よくこなせるようになります．こういうシステム化をより意識的に行うのであれば，**トリアージ**や**チェックリスト**というものが参考になると思います[8]．トリアージとは患者の重症度に応じて，治療の優先順位を決めて選別していくことであり，チェックリストとは確認すべき事項を効率よく，漏れなく確認するためのツールです．

　自分なりに使いやすいものを作成し効率化を計ってください．**「トリアージで効率的に捨てるのですが，捨てすぎないようにチェックリストを使う」**のです．

◎トリアージ

　タイムマネジメントのトリアージは医学的なトリアージの1つであるSTART法（「からだ」の図を参照）とは別モノです．

　実際，業務のトリアージに必要なことは，時間軸も重要です．緊急度・重要

度で4分割されるスティーブン・コヴィーの「時間管理マトリクス」はご存知でしょうか？ 当然緊急かつ重要の場合を優先するということです。医師の業務ということを考えると，もう1つ考慮しておく必要があるのが，医学的および社会的な緊急度・重要度です。下図は医学的な要素と社会的な要素で並べた形です。もちろん，医学的＞社会的という優先度になるのですが，社会的な緊急かつ重要なことも無視してはいけないのです。このあたりが医師の仕事を複雑にしていると思います。

　社会的に重要なこととは？ 簡単に言えば，怒っている患者とか，信頼を失いつつある患者などですね。エビデンスは信頼なのです。それが失われてしまえば最も効率が悪いこととなってしまうのです。緊急度はその程度などでも表現されます。このあたりの感覚も医師として勤務するのに重要です。

◎**チェックリスト**

　これは一般企業では「to doリスト」「やることリスト」などと言われているものに近いですね。作成方法に関しては，いくつも理論がありますが，尊敬する外科医，かつジャーナリストとしても有名なガワンデは，以下の3つが重要と述べています[8]。

- チェック項目が多すぎてもダメ
- 検証をする
- 時間がかかりすぎない

図3　医学的・社会的な要素

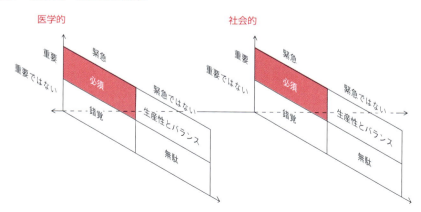

特に時間がかかりすぎてしまうと，なんのためにトリアージで効率的に捨てたかわからなくなるので注意してください。

　大体そんなものをどのように持ち歩くんだ，と言われそうですが，どの研修医も似たようなことはやっています。大体受け持ち患者もすべては覚えきれないので必ず患者リストがあるはずです。その右側に to do リスト，チェックリストが入ればよいと思っています。この下の例ではチェックリストは全患者に行うこと，to do リストはそれぞれ個別の患者に行うことです。今はデジタルデータでの管理が容易であり，聖路加のレジデントは最近 Excel で管理しています（セキュリティが確保された環境のみで行って下さい）。

　注意しておくべきことがあります。Excel はログが残りません。変更箇所を意図的に保存していかないと変更履歴がわかりにくい＝消失していきます。

　最後にもう1点だけ付け加えておきたいと思います。嫌な印象がある患者や治療が思わしくない患者のところには近寄りたくないという気持ちが芽生えます。これは自分では認めたくないかもしれませんが，必ずあるのです。我々の持つ恣意的な行きやすい患者と行きたくない患者などバイアスのかかった視点は避けられないのです[9]。そういった心を認めていくことも重要です。しつこいですが，**プロとして必要な医療を自分の中で最大限患者に提供する**ことだけは目指してほしいと思います。例えば，

- 朝の回診に間に合わなかったら，後で会いに行く時間を作る。
- 「後でまた来ますね」と一言かける。
- 患者を回る順番を日によってローテーションする。

この最後の**患者を回る順番を変える**などは，優先順位が同じ患者に平等に

表1　プリントされた患者リストとチェックリスト

回診順	部屋番号	患者名	ID	年齢	疾患名	本日するべきこと：メモ	基本チェックリスト	勉強メモ
	913	山田たろう	193840	78	うっ血性心不全	利尿薬増量	□朝の回診 □昨日の経過表確認 □当日の検査結果確認 □翌日以降のオーダー入力 □夕方の回診	
	518	さとうたかお	183792	60	心筋梗塞	リハビリ継続 家族への説明	□朝の回診 □昨日の経過表確認 □当日の検査結果確認 □翌日以降のオーダー入力 □夕方の回診	

診察機会を与え，最大の治療を行うための盲検化に近いと言えるでしょう。**臨床家にとってのランダム化**はこのような場合に必要となるのだと感じます。先ほども触れてきた医学的・社会的重要度・緊急度や，病棟の特性・位置などを考慮したうえで，順番はランダムに行うのが非常に公平と言えるでしょう（RAND関数なども使えるかもしれません）。

②（ベッドサイド）プレゼンテーションを切り抜ける
プレゼンテーションの目標

　実際には回診が終わった後は，正直，病歴聴取や身体診察も半ばであることにやや寂しい思いをいだきながら，次の仕事に向かわないといけないのです。ネガティブな部分もありますが，1つ終了したという**ポジティブな達成感を得て**次に向かいましょう。次のステップとして問題点の再考，プレゼンテーションの準備が待っています。それぞれの診療科やチームの先生とベッドサイドの回診もしくはカルテレビューとなるのですが，これらはどう切り抜けましょうか？

　前にも触れましたが，研修医の先生は得てして勘違いしがちなのです。プレゼンテーションに限りませんが，**自分のスキルアップなどに目がくらみ本来の目的・目標に到達できない**のです。プレゼンしたらしっぱなしで，後は神の声が聞こえるのを待つといったような様子です。今のレジデントたちに非常に多い傾向ですね。

Column　システム1とシステム2の間に

　カーネマンが使った表現として，システム1とシステム2はご存じでしょうか[10]？システム1というのは直感に近く，ほぼ一瞬で頭の中で判断した答えであり，システム2は熟考された答えぐらいに考えておいてもらってよいでしょう。

　実際には我々はシステム1の影響を多く受けています。無意識の間にも「パッと見て元気そう」という感覚であったり，「胸痛で移動する痛みだったら大動脈解離」と一瞬で思考回路が働くことで日常をスムーズに運ぼうとしています。これは効率化につながりますのでそういう意味でも「システム」化されていると思ってもらってもよいですが，「無意識」にシステム1が始動していることがほとんどなのです。常に意識的にシステム1を駆動できればよいのですが，そうではありません。このギャップを皆さんも認識してもらえれば，バイアスや診断エラーなどの問題に気づけるかもしれません。

病棟におけるプレゼンテーションのコツの詳細については挙げればキリがありませんが，まず目標は何でしょうか？　優先順位が高いところから，1. 本日の方針：患者，2. 短期・中期目標：患者，3. learning tips：自分，です。つまり自分より患者のほうが当然，優先順位が高いのです。

何より1と2に時間がとられて，なかなか3までたどり着けないのですが，忘れてはいけないこととして，**レジデントのみならず，指導医もまず1すら聴かずにプレゼンテーションの仕方や内容の議論に終始する傾向がある**のです。目に見えるものばかり追いかける習性があるからです。もちろん指導医にとってもそのような目に見える指導のほうが楽なので，そこに行きたい力が働くのですが，プレゼンテーションの方法やテクニックに終始せず，方針の決定に踏み込んでいってほしいと感じます。というのも，**実際に医師の仕事のほとんどは決定する能力・責任**です。ここを学んでほしいですね。

プレゼンテーションは誰のため？

実際に，SOAP（subjective objective assessment plan）やSBAR（situation, background, assessment, recommendation）などのいくつかの視点・方法論はあります。しかし，テクニックの向上よりも，「本日の方針という超短期目標と，退院などを含めた短期・中期目標を確認する」というものでも，かなり効率が上がります。一番大切なのは目標とか方針まで考え抜く訓練です。

確かに，プレゼンごとの内容・方法（テクニック）を1つの指標として成長していくというのも，目にみえる研修を充実させる方法の1つにはなります。ですが，重要なことはその先にある方針を決定する責任感こそが医師を形づくるので，むしろ「意思決定・方針決定に必要な情報を提供しながら自分で考えた方針決定の責任の取り方と比較していく」という心構えが重要です。

意思決定は誰のためでしょうか？　まず患者のためです。その次に指導医やプレゼンの相手のためです。**プレゼンテーション＝プレゼントは，常に相手のために行うということです。**

プレゼンを指導してくれる，神の声を待つという形ではなく，ここから学ぶぞ，という意気込みでlearning tipsといった学習したい疑問を必ず持ち，ぶつけるぐらいでよいと思います。疑問をぶつけられたとき，上級医も勉強になります。そしてその返答にも注意して耳を傾けるべきです。ここではMBM：

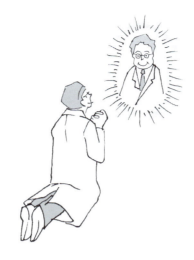

耳学問を発達させるためのポイントが重要となります。

上級医の返答から学ぶ姿勢

上級医の先生の答えに対しての自分の反応に思いを馳せてみましょう。
- 上級医の答えが明快で自分も納得できる場合と
- 上級医の答えが自分に響いていないと感じる場合があります。

誤解しないでほしいのですが，決して上級医を評価しろということではないのです。あくまで研修医の先生の受け取り方の話です。自分に響いているときはそのまま自分の中によく吸収できていると思います。しかし逆に，盲信しがちです。響いていないときは，おそらく吸収できていないということです。ちなみに逆に研修医が納得しているかどうかといった感触はかなりの確率で上級

Column　プレゼンテーションあるある①：話す速度が早い

病棟のプレゼンテーションに慣れている先生方のよくある傾向は，優秀であればあるほど，話す速度が速くなるのです。それでは，聴かせるプレゼンではないと感じます。確かに，ベッドサイドでは時間が限られていますので，短いほうがよいかもしれません。ただ，実際の学会発表などもこんな感じでやってしまうと早すぎるわけですね。1分間に300文字って言われているので，大体1秒間に5文字です。一度「あいうえお」と言ってみてください。これが1秒間にちょうど入るくらいが聴きやすいのです。

医には伝わっています(笑)。

　じゃぁ,「どうすればいいんや!?」ということですが, 少しでも疑問・懸念があれば可能なかぎり検証してください。エビデンスは信頼でした。もちろん先生方が選んだ病院ですので上級医すべてを信頼してほしいのですが, 響いていないときは信頼しきれていないときです。時間があれば元文献まで戻って学習してください。盲目的に調べるのではなく, もらった解答を調べるだけです。前章の「アタマ」で触れたような問題の定式化というところまで行われており, 解答も1つ得られているので**非常に効率がよいはずです**。時間がなければもちろんMBMでよいのですが, 重要なことは「誰が言ったか」「どんな論文(筆者やjournal名)に書いてあったか」まで可能な範囲で覚えておいてください。これは先生方の頭の中のreferenceを用意する意味でも非常に大切です。物語(状況)と科学的データの2つが組み合わさったときに記憶の固定は極めて強固になります。論文もそうですが, 我々は常にreferenceを作成しながら成長していきます。

learning tips を引き出すためには？

　方針だけでも勉強になるのですが, 最後に上級医の先生からさらにlearning tipsを引き出してみましょう。是非, 素直に質問してください。怒られても構わないのです。ただ, **相手の都合を考慮し, 謙虚な姿勢**で,「○○がわからないので教えてください」「××と〜〜に記載してあったのですが」ということでOKです。しかも, 前者より後者です。いかなる患者においてもまず

Column　プレゼンテーションあるある②：疾患イメージ

　ベッドサイドプレゼンテーションなど, いくつも方法論は語られていますが, 上級医の先生方は基本的に教育しようという強い意思がない限り, 皆さんのプレゼンの1割ぐらいしか必要としていない。もしくは, 単語だけといった聴き方をしています。なぜなのか。上級医は1つの言葉で思い浮かぶ患者の状況が皆さんよりはるかに深いからです。50歳男性ST上昇型急性心筋梗塞というだけで, 循環器内科医には, 一定のグループのイメージが浮かびます。後は必要な情報, 特にcriticalなものを抜き出すだけです。専門医の先生方の頭の中にある目には見えない疾患イメージをも感じてプレゼンできるようになれば, 皆さんも一人前と言えるでしょう。

基本的な考え方：overview を学習し，それぞれの患者での違い：アートを学んでください。それを引き出してこそ，レジデントの醍醐味・臨床現場の醍醐味と言えるでしょう。

　いわゆる今は教育熱心な先生が多いので，勝手に tips としてレクチャーしてくれることもあるかもしれませんが，相手の流れだけではなく，こちらで流れを引き寄せることも重要だと思います。数秒・数分が勝負です。**自分が得ようとしたもの以外は頭に残りません**ので……。

　　　常に相手のために行うプレゼン
　　　上級医の返答から学ぶ：何を誰が言ったのか？

③看護師との申し送り
まず情報共有
　回診後に行うまず一番大切なことは，看護師とのその日の方針の情報共有です。またここからのお話は，看護師のみならず，チームとして医療をともに提供する理学療法士，言語聴覚士などの方々との情報共有ともかなり重複するところです。「チーム医療」とは何ぞやに近いです。チームにおける医師・看護師の役割についても触れていきましょう。

Column　　プレゼンテーションあるある③うまいやつ＝よい医者？

　簡単に言えば，医師の判断バイアスに注意しろということです。「プレゼンテーションの是非で医療の良し悪しが決まるわけではない」ことは重要です。プレゼンがうまい先生は，実際には臨床現場をあまり理解していないということは多々あります。プレゼンがうまくなくとも，患者のことをよく診ている臨床医はたくさんいます。大切なことはプレゼンの方法ではありません。その内容です。ええ加減なことを言っている，もしくは独自の理論をサポートする情報のみを用意してくる先生もいます。
　どちらかと言えば，私もしゃべりでごまかすタイプなので，できる限りその部分は注意したいと常々思います。エビデンスは信用・信頼と言いました。プレゼンがうまいから信用するのではなく，話の内容や患者に対する態度や臨床の姿勢を判断してください。
　もちろんプレゼンのうまい人からはテクニックを盗んでください。うまいに越したことはありません。ただ，内容のほうが当然テクニックより重要ですので，かっこよさのみではないということを理解してください。

何にせよ，チームが機能するためには，**情報共有**は必要です。前の章で，医師・その他の医療職種間での情報共有においても心や共通言語が大切ということはもうすでに触れました。

ここでは，もう少し具体的なところに触れましょう。まず**方針**を共有する必要があるのです。

求める情報は違う？

医師と看護師では必要とする情報はやや異なります。情報は無限大に無尽蔵にあります。気づいている情報もそうでない情報も含めて，患者の全身から発せられる情報を我々は恣意的に抽出しているのです[11]。そのような中で，職種により必要とされる情報は異なります。**医師は，できる限り医学的決定に関与する抽象的な部分のみを抽出し，看護師は，医学的決定というよりケアに関わるより具体的な部分のみを抽出**することとなります。

例えば，

88歳男性，うっ血性心不全で昨晩救急搬送された。酸素投与は鼻カニューレで2Lという患者に対して，朝の回診では，クリニカルシナリオ2の心不全で，体液貯留が多いので利尿薬を投与し，本日はマイナスバランス1,000 mLにする，という方針決定が行われたとします。

方針を決定したとして，**看護師の知りたいところは**，
- 利尿薬を何時に投与し，何時に尿量を確認すればよいのか？
- 安静度はどのくらいなのか(動いてトイレに行くにも88歳男性ですよ)？
- 食事はしてよいのか？　高齢なのですが。
- 深部静脈血栓症予防はどうする？　ヘパリン投与は？　何単位/hrで？
- 家族にはどのような説明をしているのか？

となります。つまり，**具体的にどうするのか**を質問されます。

少し比較してみてください。**医師の方針決定はかなりアバウト**なのです。

ここでもう一度思い出してください。情報の abstraction です。我々は情報をそのまま扱うことができませんので，かなり抽象化＝abstraction します。簡単に言えば捨てて，要約します。**この取捨選択・要約の方法が医師と看護師で違うということ**です。医師のほうがエビデンスに直結するように情報を abstraction する習慣があります。

心不全の患者への投薬における疑問を例に挙げてみましょう。

非常に抽象化されている：心機能が低下している，この心不全患者にACE阻害薬を投与することができるか？

抽象化されているが，方法論が具体的：この患者においてレニベース® 2.5 mgを1日1回朝食後に内服してもらうことは可能か？ 定期的に内服できるのか？

具体的：レニベース®はお茶と一緒に飲んでよいのか，内服開始後に運動はできるのか？

など，薬の内服1つにとっても，心配になる抽象度が違うわけです。非医療従事者になればなるほど具体性が増します。適切に抽象化されればされるほど，使用できるエビデンスとしてのデータが豊富にある傾向があるでしょう。逆に言えば，具体的になればより実行能力が上がりますが，医学的な意義というものが不明確になりがちです。この狭間の感覚を理解しておいたほうがよいです。どのレベルで議論しているのか，その土台を合わせなければ情報共有の意義は薄れます。上級医との朝の回診や方針決定の際にこのあたりまで思いを馳せることができればよいでしょう。

職種により求められる情報が違う
抽象度を変える

方針という抽象化的決定事項と実際の施行との間に

では，実際の方針決定における臨床現場の問題に戻りましょう。情報共有の難しさは抽象化程度の問題でしたね。医師が出す方針というのは，抽象的で比較的許容範囲が大きいのです。前の項目で触れていた，利尿薬を例に挙げて考えてみましょう。

具体的なものであればあるほど，エビデンスはないと考えてよいでしょう。基本的な利尿薬の種類など抽象的でエビデンスのある範囲においては指導医と詰めることができると思いますが，「何時に投与し，何時に尿量を確認し，次の設定をどうするか？」となると，とたんに誰も決められなくなるのです。エビデンスでは答えはないからです。

ここで，「アタマ」でも触れました，病態生理・常識的な知識をフル活動します。例えば，ラシックス®では6時間効果が持続するという薬理学的知識や，静脈内注射での反応が30分以内で得られるだろう思考のうえ投与します。これらのことはここまでの話からも理解しやすいのではないかと思います。次にもう少し，オーダーと投与の実際について踏み込んでいきます。

　実際のオーダーというものは，看護師の方々の業務がスムーズなほうがベストです。ただ，それでも全体の大きな目標である「マイナスバランス 1,000 mL」というところが到達できなければ意味がありません。ここだけとれば**交渉：negotiation が必要**となります。

　一番譲れない方針と，実際の施行内容にはかなり振れ幅があるのです。どうやって決めるのか？　敬意をもち，責任を取るのです。

　研修医の先生方はここで「チーム」，「組織の一員」であるということを理解しておいてほしいです。自分がカルテにオーダーしたものが，どのような経路でどのような形で患者に届いているのか，ということを。

　薬の処方を例に挙げれば，フロセミド 20 mg（1錠）を 10:00 に内服とした場合，まず，コンピューターにオーダー入力したものを（併用禁忌がないかなど自動確認することもあります），薬剤師が調剤します（腎機能・肝機能や併用薬も鑑みて妥当な処方かもみてくれます）。そして，それらを患者の名前がある処方の袋に入れることで，誰か（搬送する方など）が病棟に持ってきてくれます。カルテのオーダーを確認しながら，患者さんに投与する（看護師が投与）という流れになります。

　フロセミドでこの流れですから，他にさらに併用禁忌が多かったり，内服の時間などに問題があるもの（朝一番食事前など）も出てきます。このような具体的なさまざまな人が関わるイメージを研修医の先生は思い描く必要があります。「お任せします。看護師さんの言う通りにします」という姿勢も新入職員として必要な敬意を示す態度であり，職場環境を良好にする方法の1つですが，なぜそうなっているのか，どうやってその薬が投与されるのか，ということを是非想像し責任を取れるような先生になってほしいと考えます。見えないものを感じられるようになってほしいですね。

具体的になればなるほど
negotiation が必要

報告形式への対応

　前述のような明確に質問してくれる場合はよいですよね。残念ながら，医師とその他の医療職の関係においての情報共有では，そのように答えが明確な形で質問だったり，議論するというより，報告という形になることが多いかもしれません。

　「最近食事前に少しむせているような印象があります」，「頭のところにできものがあるような気がします」というように，**報告形式のものは注意**です。

　先ほどと逆で，報告は抽象度が高いのです。ただし医師と切り口が異なることがあります。

　3つ挙げておきましょう。
- 追加の症状の重症度評価の難しさ：エビデンス不足
- 特に厳選されたものしか連絡が来ていない：選択バイアス
- 報告した人たちの中である程度答えがある：権限内業務の問題

　非常に難しいのがここでの思考回路の変換です。医師というのは診断のプロセスがかなり偏っていて，主訴というものを非常に大切にします。今，診断がついた患者における追加の症状というものに非常に弱いのです。診断のついた患者のほとんどは治療され退院します。ということで院内でのいくつかの合併症の発生率が低くなります。バイタルサインといった体温や血圧などの変化，およびCRPなどの変化を非常に客観的にとらえがちで，特にもとの疾患に関連しないのではという違和感や軽い頭痛などというものは，我々の多くを悩ませます。確率論の世界から言えば，ほとんどが問題はないのですが……。

　報告されたものはもう1つの視点から言えば，かなり厳選されたものです（抽象度も高めです）。他の随伴症状にも注意してください。選択バイアスが働いているうえに情報を客観的に伝えようとすることで余計判断にバイアスが入ります。会話・コミュニケーションによる対応が重要になることが多々あります。

素直に「どう考えておられるのですか?」ということを聞けばよいのです。時間はかかりません。数分をケチってはいけません。

チームSTEPPS(team strategies and tools to enhance performance and patient safety 医療のパフォーマンスと患者安全を高めるためにチームで取り組む戦略と方法)の講習でも,相互支援の項目に情報や状況の不認識による誤った判断があった場合には,必ず繰り返してそれらを呈示,指摘する「2回チャレンジルール」,不安なことは不安であると躊躇せずに表現する「CUS(カス)」などがあります。報告の際に抽象度が高いときには「このCUSにあたるのかな?」ということを思い浮かべることができれば,コンピテンシーでもでてきた管理者視点での客観性があると言えるでしょう。

CUS:
- I am **c**oncerned!(心配です)
- I am **u**ncomfortable!(不安です)
- This is **s**afety issue!(安全に関わる問題です)。

必要な交渉力
報告形式での情報共有

答えのない問題

最後に一番難しいのは,**答えのない問題**です。エビデンスも経験からも当てはめが難しいものがあります。ただ,実臨床ではこれらが重要な議論の的となることは意外に多いです。代表とされる例は,**退院調整と緩和ケア(特に高齢者)**です。

根本的な問題は科学的根拠だけではなく,優先順位に関わる社会的問題・患者の価値観に影響するからです。エビデンスに基づくことと,患者希望という価値観が相反するという事態を実感するでしょう。

患者個々人だけでも価値感が違ううえ,医療従事者それぞれが目指すところとあきらめなければならないものが異なり,それらをチーム医療という名のもとに集まり決定するという合議制になるからです。例を挙げましょう。

90歳女性　これまで自立した一人暮らし

今回，肺炎で入院。肺炎は改善したが，入院を契機に歩行がどうもおぼつかない。自宅は階段のみの住居で2階にある。本人は自宅に帰宅することを強く希望。理学療法士は現在の筋力では自宅への階段昇降は困難ではないかと話している。

さて，どうしましょうか？　議論の焦点は，**患者安全と患者希望のギャップ**です。この文章の手前までは，基本は患者の治りたいという希望と，患者の安全・医療の質というのがすべて同じ方向を向いている前提でした。しかし，ここからは**患者の希望・QOLといった人生の質と，医療安全が少し相反する場合の話**です。

ガワンデの『Being Mortal』でも同様の視点で語られていますが[12]，最近の時代の流れから臨床現場ではこのような議論によく遭遇します。

患者自身に対して敬意を忘れず，勇気を持って責任を取ってください。医師・看護師・その他の医療関係者のみならず患者家族と一緒に決めていきましょう。まだまだ答えはありません。

研修医として大切なことは，臨床倫理を勉強したり，自分の無意識下にあるバイアスを学習したりすることが大切です。周りの指導医‒上級医たちも当然まだまだ完璧人間には遠く，ともに完璧人間を目指す過程にいるのです。

Column　医療関係者の家族の入院

同業者：医療関係者の家族の入院っていいイメージがないですよね？
1. 自分と重ねてしまうので，どうしてもつらいことに共感する：逆転移。
2. 医療現場を知っているので，その不完全さを失敗としてとらえてしまう。

1はよいですよね。やはり我々も「いつか死ぬ」ということを意識してしまいつらいですよね。理解はしておきたいものです。

2は少し意味がわかりにくいかもしれません。例えば，静脈ラインが入らず何度も刺す。特に医療従事者の家族ではミスをしないように，と心がけるとよりミスをしてしまうという状況です。心当たりはありませんか？

医療ミスとまでは言い難い小さな失敗を，また我々は常に完璧ではないことを理解することは，裏国家試験で学ぶべき「暗黙のルール」なのです。これは医療関係者の家族の入院で強く感じることでしょう。

ここでも平静の心

　最後に，医療関係者同士での患者情報共有においても感情的な話し合いになることがあります。決して感情・衝動のみで議論してはいけないのです。平静の心が大切です。

- 患者の現状
- 患者の短期的目標
- 患者の長期的目標
- そして，目標はコントロールできるものなのか？

　これらを客観的に共有することだけに集中してください。そのためには客観的データを用いたり，過去のエビデンスを用いて議論するのは非常に有効です。もう少し踏み込んでチーム型組織における目標設定のための，ブライアン・トレーシーの「SMARTの法則」が参考になるときがあります。

1. **S**pecific（具体的）：誰でも理解できる，明確で具体的な表現
2. **M**easurable（測定可能）：目標の達成度合いの定量化
3. **A**chievable（達成可能）：希望や願望ではなく，達成可能性
4. **R**elated（目標に関連した）：設定した目標が関連する内容になっているか
5. **T**ime-bound（時間制約）：目標達成期限

　前述の「答えのない問題」の例でも挙げましたが，医療の特性上どうしても患者の気持ち・嗜好＝希望・願望というものが入り込んできます。そして，それらのバランスが非常に重要であることは前述のとおりです。しかし，人の気持ちはコントロールできないことが多いのにも関わらず，目標に入ってきやすいのが医療の特徴です。注意してほしいポイントです。

　それは医学的ではないと感じたときで，否定したい気分になったときにこそ，否定するのをやめ，そのまま聞いてみることです。解決できる問題に落とし込める努力をしましょう。それが相手に理解されない場合は素直に周りの意見を積極的に聞いてみてください。そして，目標が患者の気持ちなどコントロール不能なものになった場合は……。安心してください。時間が解決してくれるときもあります。大切なことは，何が本当に患者のためになっているかを客観的に考えようとするその心です。

患者安全と患者希望の相反
平静の心

④検査オーダー・処方，診察の実際

　さて，心に寄った議論からもう少し具体的な業務の話に戻ります。回診のところで触れましたが，基本は妥協しながら，minimum かつ maximum という非常に難しいバランスで実臨床を行っていくことはご理解いただけたかと思います。**交渉の必要性**や，**見えないこと**が実際の医療現場を支えている感覚です。

　では，実際の血液検査・胸部単純 X 線のオーダーや処方・注射のオーダーに入りましょう。しつこいですが，これらのオーダーが実際に，コンピューターや処方箋の奥で，どのように回っているのかということは，必ず想像してください。幾人ものスタッフが動いてくれているのです。

　では，今回はその手前でオーダーすることの意義についてですね。

ただの作業となりさがるな！

　当院のレジデントの隠れた鉄則に，採血のオーダーについて「コピペはダメ！」という鉄則があります。本当に忙しいときは，容易に妥協してしまうのです。当たり前ですが，しっかり考えてオーダーすることです。

　電子カルテ最盛期の現在ではセット展開(すでに登録された検査を)するのが基本となってきていると思います。確かに，これらは時間の効率的な使用方法としては非常に有効です。回診のところでも触れたトリアージ・チェックリスト同様にシステム化および効率化を考えればこれほど有効なものはありません。筆者はクリニカルパスを主に自分の診療科に導入していますが，これらのメリットは，それぞれの医師による差もなくなるように行うことが可能であり，1 つ 1 つの作業は圧倒的に早くなる……はずなのです。ただ，デメリットがあります。**ただの作業となりさがる**，ということです。

　医師だけではないのですが，「ただの作業」(ルーチンワーク)というのが本当に苦手というより**嫌悪感を感じる**のです。初期研修医のうちはよいですが，いずれ先生たちにもわかるでしょう。「なんでオレたちが……」。これはよく耳

にするフレーズです。目的・目標を明確にして行うことが大切です。

オンザジョブトレーニング

　システム化することやルーチンワークに嫌悪感があるのは事実です。重要なことは，これらの決められたフレームワークの中でどのようなアートを生み出すかです。誰でもできるルーチンワークは嫌，一方で「時間がない」ということで，**互いに相反する悩み**があり，実際の現場にいるとその瞬間・瞬間にこのような相反する悩みが気になるのですが，これは目の前しか見えていないときに多いです。全体像がわからないのです。簡単な1つの方法としては目的・目標を想像して実行すれば，ルーチンワークですら意義があるわけです。さらに総論で言ってしまえば，どんな人だって社会の歯車なのです。輝いて見える人というのはこの歯車として機能しながら，使命：ミッションを感じているのです。社会から見れば思いつきのみですべて行うより，システム化して行えば，ミスが減ることは容易に想像できるはずです（このあたりがコンピテンシーに含まれる管理者視点です）。

　例えば，新規患者の病歴聴取においてもそうです。review of systems があるように患者にアンケートを渡して記載してもらうのが一番早いに決まっています。胸痛の性状などはチェックボックスでも typical かどうかはわかるかもしれませんが，タコツボ型心筋症での誘因となるショックな出来事かどうかの判断は，最終的に医師でしか行えないのです。

　すべてアンケート化される時代もくるかもしれません。これらの効率化の波の中で，どのように学習していくか，先生方も学ばねばならないでしょう。文明の利器を使用して，次世代の学習方法で勉強するべきなのです。書籍しかなかった時代から，ケアネット・YouTube のような動画，e ラーニング，さらに，これからさらに新しい学習形態が出てくると思います。次の世代の先生方はこれらに即時対応し，古い世代を追い越していってください。そしてたまには我々にも教えてください。

　今や鑑別診断は Web でいくらでも research できます。必要な血液検査も同様です。ただ，この患者に必要なのかどうか，それを学習するのは看護師，上級医との discussion の中でしかないのです。先生方に大切なのは，考え，考え，考え，discussion し決定する時間をどれだけ捻出できるかということですね。

検査オーダーをなめない
ただの作業になりさがらない
discussionする時間を捻出する

⑤レクチャーの是非

　当院では多くのレクチャーがあります。毎昼，週末早朝，不定期の夕方。正直多すぎるぐらいです。レクチャーではなく，ベッドサイドでの勉強のほうがよいと言われて久しいですが，今なおレクチャーが続くのはなぜでしょうか？

　レクチャーは学んだことを明日誰かにそのまま屋根瓦してしまうのに，非常によいモデルです。真似すればよいので。身体診察などのベッドサイド教育は患者に依存することが多いので，再現性はレクチャーのほうが高いです。

　指導医が思いつきや，患者ごとに教育するのであれば，やはり研修医への指導にはばらつきがでます。質を担保するのにはやはり，レクチャーに優るものはないでしょう。客観的に評価もしやすいです。逆にベッドサイドの教育などアートに依存するものはプレゼンテーション能力に依存します。

　どうしても，研修医にはある一定の必須の知識というものも必要です。例えば，ACLSを知らないとさすがに問題でしょう……。我々もそのような必須の知識は毎週水曜日にホスピタルカンファレンスという，各診療科の参加必須講義を通年で用意しています。研修医にアンケートを取ると，必ず「レクチャーをもっとしてほしい」，「レクチャーに参加する時間がない」という相反するコメントがあります。

　レクチャーの是非はいろいろあると思いますが，一概にレクチャーだけがダメとは言えないのではないかと思います。レクチャーで寝てしまう人のことは……。また次のところで触れていきましょう。

レクチャーにもよさがある
屋根瓦に最適

⑥指示出しについて

　指示に関しては，少し触れましたが，**1．医学的に必要と判断し，2．上級医が決定し，3．研修医が指示し，4．看護師が受ける**，という流れです。研修医である皆さんの業務上重要なことは2つあり，**上級医の確認の必要性**，そして**時間的な制限**です。

　上級医の確認は基本です。皆さんはまだまだ未熟な研修医，すべて上級医の監督下で指示するべきですよね。しかし，最初の数カ月はそうであっても，1年後の2年目になってそうも言っていられないことも多々あります。例えば，便が出ていない，輸血開始後の悪心など，先生方が最前線で対応しなければいけないこともあるのも当然です。もちろん「ホウ・レン・ソウ」ですが，全部伝えて指示をもらうわけではないですよね。つまり，どこかでこの自己決定の責任範囲が広がってくるわけです。この責任範囲の理解と責任を取ることこそが，裏国家試験の1つの重要なポイントであることはすでに触れたところです。

　これに時間的制限が大きく関係します。

　医学的にも夕方の回診まで待てるのか，それとも今すぐ決定しなければいけないのかという判断。明日投与する薬剤などに関しては，前日の15時ぐらいまで（病院によってはもっと早い）しか受け付けてくれないといった業務的な制限。さらに，指導医の業務内容などを加味して判断することとなるのです。このトリアージ・決定は，医学的かつ社会的だと思いませんか？　そしてこの2つの重要度・緊急度が一致する場合はよいのですが，前述の図のとおり医学的には緊急度が高くはないが，社会的に重要などというような微妙な場合が出てきます。ただ，ここが**研修医の一番の責任の発揮場所**です。これを放棄する研修医は意外に多いかもしれませんね。「雑用だ」として。残念ながらそうなってしまえば，研修医は必要なくなってきます。実は研修医が一番必要とされるのはこの責任発揮の場所だからです。

　最初から指導医に直接聞いてよ，という意見は一部は効率性からは正しく，一部は研修医の学習のためには間違っています。繰り返しになりますがここから何を学ぶのか？　**「相談するかどうかの decision making こそが最初の仕事である」**ということです。

指示出しには時間的トリアージ
上級医に相談・報告する内容の決定が
最初の責任ある仕事

⑦診療録記載について

　これは非常に重要な項目なのですが，書くのが大変億劫です．なぜなら結論を先に言ってしまうと，自分は診療録記載があまり好きではなく，苦手でもあるからです．しかし，医師の業務の中で実際にはかなり重要なポジションを占めるものではあります．

　POS(problem oriented system)に関しては，当院の日野原先生が最初に提唱していたりすることもあり，勉強しました．しかし，いまだに納得がいかず，答えが見つかっていません．自分では**「情報の抽象化」においては定義を誰かが決めねばならない**と考えているのですが，その定義が極めて乏しいので臨床現場にいる側として困っています．

　いくつも決まりはあるのですが，実際に例えると，集中治療室の患者のカルテを見たとしても実際に患者をみていた人との情報格差を想像してみてくださ

Column　鈍感力とデキレジ

　東京に来てからできた後輩にこの鈍感力が非常に強い後輩がいました．K先生です．彼は非常に真面目で，努力家でした．ただし，要領がいいというわけではありませんでした．聖路加のいわゆるデキレジとはスタイルが違うのです．聖路加の研修医はタレントぞろいで，正直要領がよいほうが受けます．ですので，K先生は決してデキレジというイメージではありませんでした．よく上級医と衝突するのです．が，芯がぶれない先生でした．医療に対しても真摯ですし，患者のことを第一に考えていました．勉強もしていますので，間違えているわけでもないのです．ただ，思い込みは激しいです．鈍感力，レジリエンスというのはこんなイメージかもしれません(K先生はK先生なりの悩みがあったと思いますが)．

　またプレゼンテーションの話に近いですが，本当に誰が見ても要領のよい，いわゆるデキレジだけがよい先生ではありません．真剣に患者のために頑張っている先生はすべからく「よい」先生なのです．K先生は今どんどん素晴らしい先生に成長していますし，今後も日本だけにとどまらない世界に向けた素晴らしい先生として活躍してくれるでしょう．何が言いたいかって？　要領よりも大切なものがあるってことです．

い。カルテを見たときの理解度より，患者をみていた先生が隣で説明してくれたほうが伝わるというこのギャップ。これは診療録の情報の abstraction の定義にまだ未熟さがあるのだと感じています。情報の抽象化は前述の場合は，医療従事者間で抽象度が違うと言いました。このバランスは当事者同士で決めるところなのです。これが第三者でまだうまく決定できていないと思います。

　いろいろなご意見があると思いますが，まず，診療録もこれまでの話の流れと同様に，情報の abstraction ですので，恣意的な情報抽出です。自分としては，実際にどのような行為を行ったかという現実がすべてですので，可能であれば，最終的にはすべての医療行為を録画・録音していればそれでよいのではないか，と考えていますが，この本が出版される頃までにはそのような時代にはなっていないと思います。次からは，診療録に関して，レジデントの先生が知っておくべき，基本的なところを押さえておきたいと思います。

SOAP：狭間にあるもの

　まず，何より SOAP ですね。皆さん知っていますよね？ subjective, objective, assessment, plan であり，すでに常識ですよね？ カルテ記載の基本ですから，レジデントの先生方もさすがにこれは知っているという方も多いのではないでしょうか。

　ここから学ぶべきところは**主観的所見と客観的所見という表現**であり，主訴など患者の言葉はあくまで主観であり，客観的所見と合わせて，初めて医学的意味を成すことが多いです。主観のみに関しては，それが真実であるかについて，我々はあまりにも無力です。身体診察というのは，この主観と客観の狭間にあり，客観的所見ではありますが，医師や身体診察の検者にとっての不確実な(検者による主観)要素は除外できないのです。これらが情報共有や技術向上の弊害になっていることは多々経験することでしょう。

　つまり，SOAP で覚えておいてほしいことは，プレゼンテーションにおいても診療録においても，1. 主観と客観所見の明確な分離，2. 客観的所見とアセスメントの明確な分離です。この２つとも可能なほうがプレゼンテーションはよく聴こえます。実臨床の悩みからは少し離れて，明快な答えを出し discussion を行うことがプレゼンテーション・診療録という場での適切な行動となります。

プロブレムリスト

　SOAP の文字の中には含まれませんが，SOAP の重要な概念はプロブレムリストです。アセスメント＆プランは非常に重要で，看護師の申し送りの際にも触れた，目標設定とも重なるところです。

　プロブレムリストの弊害も同様に，どこまで抽出するかなのです。主観としての痒みであったり，少し右の眉毛が薄いとかいったことが，すべてプロブレムになるかどうかは医療従事者の裁量によります。

　今後このあたりは変わってくるのではないかとも考えますが，優先順位に従い先生方が判断するべきです。そしてトリアージしましょう。最近は，POS も patient oriented, people oriented へと変わってきているということですが，だからと言って，根本的な診療録が変わってきているわけではありません。**情報をいかにアブストラクトし，伝達していくのかということ**が重要です。

> 情報の抽象化を決めるもの
> SOAP
> 主観と客観的所見・アセスメントという
> カテゴリーを明確に分ける

研修医のポケット

　最後には研修医のポケットに注目しましょう。いったい何を持ち歩くべきなのか？　キホンは勤務医という前提ですよ。

- はさみ

　使う頻度は高いです。テープを切ったり，メモを作って切ったりと，この電子カルテ時代にも多くの人が持っています。ちなみに，看護師さんがよく持っているバンジーストラップ付のものは意外によいかもしれません。外科では持っていないと怒られます。

- テープ

　これも人気ですね。優肌絆® という茶色で粘着力は弱いですが，肌に優しいものであったり，エビデンスがなくとも効能を考え使われています。ただ注意

してください．当院などではすでに患者ごとに新しいものを使用する方向に変わってきています．実際に白衣の中でテープの横が黒ずんでいたことありませんか？

- マニュアル

　重要なのはポケットに入るサイズと，使いやすさですね．今はほとんどがスマホで解決しそうですのでこのあたりとの兼ね合いも大切です．

- スマホ

　今はなんといってもこれでしょう．カメラも皮膚所見の細かいものなどでなければスマホでも十分です．しかし，所見をとるのに，個人のスマホではダメというのが個人情報保護の基本ですので，注意してください（同意もいります）．それを差し引いてもアプリ，書籍も含めて必須アイテムに近いです．

- ボールペン

　意外にサインが必要となることがあります．ですので製薬会社の販促物としてこれが多いのも事実です．モンブランなどのブランドで権威を高めるのか，実用性の高いジェットストリームで日々戦うのか．個人のこだわりですね．

- 印鑑

　必須です．麻薬処方なども含めて絶対必要です．

- ライト，打鍵器など

　診察用具は本来ずっと持ち歩けばよいのですが重いですから，これはトレードオフになります．ペンライトは一番使うかもしれません．最近，残念ながら聴診器を持つ人が少ない……．

- 線量計

　病院によっては必須です．結構みんな持っていない気がしますけど．

- マイメモ帳（スマホでも）

　スマホより書き込めるメモも根強い人気です．ブランドはなんでもよいでしょう．サイズが重要です．モレスキンやロディアでしょうか．

- アル綿とテープ剥離剤（リムーバー）

　このアルコール綿とか，強力なテープをはがすものを持ち歩くのも１つです．効率化ですね．一応包装されていますのでギリギリ感染性においてもOKでしょうか……．こちらも病院のポリシーに従ってください．

　注意してほしいのは，いくら効率がよいからと言って，点滴の穿刺針などを

白衣に入れておくことは禁忌です。針という管理上の問題が大きいのは理解できると思います。テープなどにも当てはまりますが先生方のポケットの中は半端なく汚れており，ここでのポイントとしては**効率と患者安全は正反対の要素となる**のです。是非病院の中でのルールに従ってください。最後に，もちろん**白衣に個人情報を入れたままにしないこと**……。

研修医のポケット
効率をよくするための物を入れる
効率と患者安全は相反することに注意

研修医のプライベート

プライベートの崩壊

　最後に研修医の毎日の中でアフター5，もしくはビフォー7に触れておきましょう。いわゆるプライベートですね。これは知っておきたい事実ですが，医師になると急激な速度で，今までの友人，医療関係者以外と疎遠になります。これは周りのほとんどの方で同意していただけました。2つ大きな理由があります。1つは**時間的制約**です。もう1つは**話が合わなくなる**ということです。

時間的制約

　研修医は忙しい・呼ばれる→予定も立てられない→予定を立ててもドタキャン→ドタキャンするぐらいなら予定を立てない→**疎遠になる**という面白いぐらいわかりやすい方程式です。

　そして，これらの環境がさらに別環境を用意できなくさせるので，ストレスから解放させることができにくくなり，ジムとか，個人でできることに走りやすいです。もちろんモチベーションが高いレジデントは隙間をみて飲みに行きます。しかし限界もあります。

　ここで第2の理由がポイントになってきます。

話が合わない：一般の人との感覚の解離

　最初はそうでもないのですが，これは結構重症です。医師とか看護師は，周りから聖人扱いされます。はっきり言って，こないだまで同じ人であったはずなのに，聖人・神の扱いです。しかも，必ず，「よく血とかみれるよね～」，「医者って忙しいんじゃない？」，「無理だわ～」。この3点セットはほぼ100％出てきます。正しいのですが，**正直面倒になります。**

　もう1つここにさらに加わるのが，**一般の人との感覚の解離**です。

　実際に仕事現場での話ですが，「心」でも触れたように医師は必要にせまられると感情を抑制するのです。激しい事故で足が切断されている患者が来て，完全に患者の気持ちに同調していたら治療などできないのです。痛みなど聞きながらも，手では静脈ラインを確保し，必要時には，麻酔で鎮静し，挿管しなければいけないのです。

　解剖学の実習後，恐ろしい臭いがついていることに気づかず，街中に食事に行った記憶はないでしょうか？　感覚がずれていても気がつかないものです。

　結論から言えば，話が合わなくなります。飲み会といっても伴侶を求める食事会，人脈を広げる機会，特別に美味しいご飯やワインといったような強い目的がなければ行かなくなるでしょう。

新しいコミュニティの心地よさ

　プライベートは一度崩壊すると言っても過言ではありません。このときにさらに拍車をかけるのが，この裏国家試験を通過するこの感触と，達成感です。隠語であったり，あの医療現場の大変さがわかる人とのつながりで，よりコミュニティに属している安心感は高まり，さらには困っている患者を助けることができるという自己達成感も医療現場における麻薬のようなものでしょう。テンションが上がります。当直明けなど逆に眠くない先生が多いのも，このような達成感があったりするからでしょう。この高揚感は，医療現場の外に出ると得られません。麻薬と同じですから，中毒性があります。そのためずっと病院にいる人も一定の割合で出てくるでしょう。

　男女関係も決してよくありません。当院調べ（？）では，付き合っていた2人が2年間で分かれる率9割(!?)と驚愕の数値となっています（注：当院レジデント特定学年のみの噂です……）。

プライベートのときにも患者の家族・患者にかけるのと同じ敬意を表して，周りの友人・恋人に接することができれば違うかもしれませんが，ほとんどの人は難しいかもしれませんね。耳が痛いです。悲しい名言もあります。
「喜べ！　プライベートが崩壊したら，出世が近いぞ」。
　現時点ではそぐわないのですが，感じなくなるということや慣れはある意味1つの技術なのです。失っているものがあることを理解し，どこかでもう一度拾い集めてほしいです。このバランスが保てるようになれば，きっと先生方にとってよい毎日が送れると思います。

一度プライベートは崩壊する
時間的制約，話が合わない
職場での心地よさ

プライベートの復活

　ただ安心してください。数年ぐらいすれば，自然と元に戻ることが多いです（5年ぐらい？　自分は10年かかりました……）。年をとってくれば，時間に余裕ができたり，鈍感力が磨かれますので，趣味を共有したり，旧友との時間もできるでしょう。ただし，初期研修ではなかなか厳しいのが現実ですが，そんな先のことも考えて今のプライベートの具合をみておいてください。

Column　フロー状態を経験したことは？

　ミハイ・チクセントミハイが「フロー状態」と定義し，ZONE とかピークエクスペリエンスなどとも呼ばれることがあります。我々医療従事者も外科的手術や救急の現場ではこれを経験することは少なくないはずです[13]。不謹慎で申しわけありませんが，非常に心地よいと感じるのです。実際に患者のためによいと考えられる行為をいくつも同時並行に行いながら(指示しながら)，情報も同時に吸収していく。マンガ『昴』(曽田正人原作)でもありますが，周りがゆっくり動く感じです。「君はフローを感じたことはあるか？」となれば古いマンガのようですが，『昴』でも同じことを触れていると思います。そして答えは簡単です。医師のほとんどが YES と答えるでしょう。その内発的動機により，楽しくて仕方がないと感じるのです。これは麻薬的効果と同じでしょう。プライベートより仕事を優先する1つの理由かもしれませんね。

上記の思考回路と別にするという方法もあるでしょう．鈍感力を持って，すべての処置が完了していない患者がいても，申し送りをし，当直に任せるのです．この表現だけでも感じる通り，決して気分のよいものではありません．医師のコミュニティにおいて，「献身」は基本的なキーワードですから，ここは帰らないで，患者の対応をするというのが1つの勉強方法でもあり，コミュニティの一員として認めてもらえる行為でもありました．もちろんそんな選択肢もなく，忙しく友人と遊ぶ暇もないという職場もあるかもしれませんが，この5年の制度の変革で大きく変わるかもしれません．

医者はケチ

　ここから少し「あるある」話です．こう言うと怒られるかもしれませんが，本当にケチなのです．医師になったばかりの先生方は意外に思うかもしれませんが，医師はすべからくケチです．問題点として，1．製薬会社やデバイス会社など企業の販促品，2．人付き合いの悪さ，3．上司からのおごり，があると思います．これらの3つに共通することとしては，「自分でお金を出さなくなる」ということです．

　これは，実際に医師の仕事を始めると，お金を使わずとも生きていけることも多々あるのです．驚きます．食事も弁当が出ますし，職場に泊まればシャワーもあります．

　しかも，提供される弁当は美味しかったりします．ボールペンだってありますし，一部の販促品にはレジデントの生活を助ける物であふれています（近年は少なくなったと思いますが）．外食しても，当直中も上司がおごってくれます．さらに，前述のプライベートの崩壊が絡むため，収入のほとんどは使われないまま残ります．

　なぜか教科書はたくさん買う人がいます．お金の使い道を習わないまま，ここに来るからです．ただ，教科書は我々に知識を与え，充実感を増します．それにより，読む時間が増え，またプライベート崩壊が進むのです．悪いというのか，よいというのかここは循環します．そして，ポイントはここから先の支出となるといきなり億劫になります．

　手を出しません．これはリスク管理の精神からなのです．教科書とか自分ですぐ勉強できる，もしくは聴診器といったような実用的なものには費用を支

払ってしまうのですが，○○セミナーというものになったとたん非常に抵抗が出てきます．非常に有名な先生であれば別ですが，この場合でもお金は出したくありません．時間も割きません．

　看護師向けの講義などは驚くべき価格です．週末の4時間で5万円ぐらいします．一方で医師であれば，週末1泊2日宿泊込でも2万円でも高いと感じています．それだけ，周辺の勉強環境も含めて恵まれているのかもしれません．有名研修病院であればあるほど，一般のeラーニングやセミナーへの参加率は悪いような印象があります．これは有意差があるでしょう．自施設で十分だと思っています．ただし，書籍は買います．この傾向はデータがありませんが，明らかです．また，都内などの有名とされる病院であればあるほど給料も少ないでしょうから，さらにケチになりやすいかもしれません（さらに怒られそうですが……）．

10年すればプライベートも復活
医者は意外にケチ

　最後にケチというしょうもない話になりましたが，研修医の1日という観点から研修医の遭遇するであろう問題やコンピテンシー：完璧人間の1日に焦点を当ててみました．これらは本当に毎日のことですから，日々さまざまな感情を呼び起こします．それとともに知識も毎日ついてくるでしょう．それらの成長をかみしめながら1日1日を大切に過ごしてください．明日自分が死んだとしても後悔しないぐらいの充実さを持って研修してほしいですね．

　次の章では，研修医生活の中でも稀ですがきっと遭遇する出来事について触れていきます．

文献

1. 大生定義．プロフェッショナリズム総論．京府医大誌 2011; 120: 395-402.
2. Boyatzis RE. The Competent Manager: A Model for Effective Performance. Hoboken: John Wiley & Sons, 1982.

3. Association of American Medical Colleges. The Core Entrustable Professional Activities for Entering Residency. Spring Update 2015.
4. Royal College of Physicians and surgeons of Canada. CanMEDS 2015 Physician Competency Framework.
5. ロナルド・ハーデン，ジェニファー・レイドロー(大西弘高監訳)．医学教育を学び始める人のために．東京：篠原出版新社，2013．
6. Yerkes RM, Dodson JD. The relation of strength of stimulus to rapidity of habit-formation. J Comp Neurol 1908; 18: 459-82.
7. Gruen RL, Pitt V, Green S, et al. The effect of provider case volume on cancer mortality: systematic review and meta-analysis. CA Cancer J Clin 2009; 59: 192-211.
8. アトゥール・ガワンデ(吉田　竜訳)．アナタはなぜチェックリストを使わないのか？：重大な局面で"正しい決断"をする方法．東京：晋遊舎，2011．
9. ジェローム・グループマン(美沢惠子訳)．医者は現場でどう考えるか．福岡：石風社，2011．
10. ダニエル・カーネマン(村井章子訳)．ファスト＆スロー(上)(下)．東京：早川書房，2012．
11. Feblowitz JC, Wright A, Singh H, et al. Summarization of clinical information: a conceptual model. J Biomed Inform 2011; 44: 688-99.
12. Gawande A. Being Mortal: Medicine and What Matters in the End. New York: Macmillan Audio, 2014.
13. 勝原裕美子．医療専門職のモチベーション．病院 2006; 65: 1022-6.

Chapter 3 備えあれば憂いなし

　第1章では研修医に必要な「アタマと心とからだ」について触れました．第2章ではそれらを統合した日々の研修医生活について触れてきました．
　第3章では，毎日のことではないのですが，必ず出会う，もしくは出会う可能性が高い困難に関して触れていきたいと思います．これらのことに関しては，意外にこれまで触れる機会がなかったのですが，プロフェッショナルとしてどのように対応すればよいのか，正解のない話ですが，過去の経験も交えて語りたいと思います．まずは**患者さんが亡くなったとき**です．

mortality and morbidity

人が死ぬとき：「胸を張りなさい」

　感じたことのない緊張感．予想よりそれは早くやってきた．看護師さんから連絡があった．「心停止になっています」と．担当している患者は75歳の男性で，予後不良なため，すでに家族ともDNR*をとっている．家族も納得のいく状況での死亡だ．問題なのは自分が死亡宣告をしたことがないということだけだ．周りに上級医はいない．そう，そのときは突然やってくるものだ．看護師に必要なものとやるべきことだけを確認し，いざ部屋に入る．「なんだこの空気感は……」．少しのミスも許されない，という緊張感．

　「このたびは……」と言いかけて踏みとどまった．死亡確認はまだしていない．「最後の診察をさせてください」．危なかった．診察という表現は我ながらよい．客観性の高いプロとしての表現だ．聴診器を当てるが，心音などは当然聞こえない．大体，身体診察でも心音は得意ではないのに，こ

---

* 蘇生措置拒否(do not resuscitate)

んなときに重要な決定である「心臓が止まっている」ということを身体診察で結論付けてよいのだろうか？　いつもの聴診器が摩擦を起こしているような音が聞こえる。**ドクッ……**。「えっ，今になって心音？　まさか？」。いや，違う。驚いてはいけない。落ち着け。モニター心電図で止まっていることは確認しているのだから……。

　続いて瞳孔だ。対光反射を確認するのだが，「ないものをない」とすることがどれだけ難しいのかを痛感する。心の奥にある自信のなさを押し殺し，なんとか自分の中で決意する。よし，**患者は死亡している**と診断した。このときにも感じる。**医師の仕事とは責任を取ること**だ。家族に目を向ける。自分の一挙一動が凝視されていたことに今気づいた。何かおかしな動きをしていなかっただろうか？　不安があるが，再びそれを押し殺して「残念ながら……」。家族はうわっと泣き崩れた。

　「おいおい……困る……宣告させてくれ」。「8月14日19時40分，**ご臨終とさせていただきます**」。こんな一言一言が，うわずっている。なんとも情けない思いが心を鷲づかみにする。そして，この部屋からどのようにして出ればよいのだろうか……。

　「助けてくれ……」。一緒に入ってくれていた看護師が「それでは最後のお別れをしていただいて，そのあとお体をきれいにさせてください」。優しい口調でご家族に声をかけてくれた。やはり，患者によりそっているのは医師ではなく，看護師なのだと実感できる。自分から注目が離れた瞬間に，この状況にどうも慣れない自分が歓迎されていないとわかり，そそくさと逃げ出した。

　これは完全なるフィクションですが，自分が初めて宣告したときも似たようなものでした。そして，おそらくどの上級医の先生に聞いても，詳細は忘れていても，緊張していたことだけは覚えているはずです。先生方も研修医生活が終わるにつれ，死亡宣告にも慣れてくるでしょう。病院入院する患者での全体の院内死亡率というのは2％前後であり，例えば，感冒を経験する数や，ショックに遭遇する確率より低くなりますが，必ず経験するのです。そして，最も医師たらしめる部分でもあります。このような頻度が少ないながらも，社会的に重要なものこそが難しい場合が多いです。

実際には人が死ぬという極めて倫理的な場面では，現場の医師のアートに任されています。他のエビデンスが豊富な医療の質評価項目と異なり，我々はこのような部分を蔑ろにする傾向があります。

一方で，心ある医師による最期の看取り方は何かを感じさせるものがあるのではないでしょうか。なぜか一番重要なことのはずなのに学校では教えてくれません。臨床現場に出て初めて学びます。このような内容こそ**裏国家試験**に近い，本書で取り上げるべき重要な内容だと考えています。

本当に大切な患者の看取り方は
学校では教えてくれない

三種の神器とその奥にあるもの

まず医者らしく，診断するために必要なツールから入りましょう。三種の神器ですね。①**聴診器**，②**ペンライト**，③**時計**。

死の定義は，特定の法律で定められたものではないのですが，1960年代のバーナード博士による心臓移植以降，死の定義については70～80年代にかなり議論を呼びました。現在，実臨床においては，脳死判定を除き「呼吸の不可逆的停止」「心臓の不可逆的停止」「瞳孔散大（対光反射の消失）」という死亡の三徴候で判定することが多いということは最低限押さえておいてよいでしょう[1]。

聴診器で呼吸停止と心停止を，ペンライトで対光反射の消失を，時計は死亡時間の確認をするのです。

研修医の皆さんにとって，身体診察は所見をとるものであり，このような場面では，もちろん呼吸の有無，心音・脈拍の有無，対光反射の有無に関して判定できるようにする必要がありますが，実際の診断は実臨床の現場ではモニター心電図によって先に行われていることが多いです[1]。診断が暗黙でなされているので，重要なことは実は，

様式美：その所見の取り方，患者への敬意の払い方

なのです。つまり，結果は明白なので，プロセスに重きを置く必要があるので

す。これは医師としてというより人として患者にどのように対応しているのかが問われるのです。「そうではない」という先生もいるかもしれません。前述のとおり，別に何も考えずに，作業をすればよいのだと。しかし，やってみればわかります。

　聴診をとっても，先生方が1か所1秒ぐらいでぱっぱっと聞いているところが，本当にその数秒でよいのか，ペンライトでの対光反射にしても，患者さんの眼瞼の開け方，ペンライトの光の入れ方，これらを一度しっかり振り返ってみましょう。身体診察を行うときに，これほどまでの静寂の中かつ注目された状況で行うことはなかったはずです。そして所見がどうであるかの判定にこれほどまでに責任を持たねばならいこともありません。

　これは本来，前章までに出てきたシミュレーションでしておくべきことのはずです。自分がやってみたときに，やや違和感を感じるようであれば，その方法はまだ洗練されていないのです。実際に診断を下すということの大切さをここで実感してほしいです。

　そして，身体診察が洗練されていないと自分が感じたり，違和感を感じているときには，その場にいる家族全員にその違和感は伝わっていると思ったほうがよいでしょう。あくびが移るのと同じように，先生が違和感を感じるのであれば，全員違和感を感じるのです。半強制的に自分の感覚を研ぎ澄ます状況は他にそうないので，自分を成長させるいい機会です。

　この感覚を無視しないでください。みんな経験している感覚なのです。死亡した瞬間だけではなくそのような感覚を無視しようとするのか，意識して体験していくのかでは大きく違います。これぐらいの緊張感を持って毎日の診療もやっていきたいですね。

三種の神器
研ぎ澄まされた感覚を忘れない

医師としての人間力：胸を張れるか？

　前述の医者としての診察方法に加えて，実際に精神的負荷が大きいのは，人間力・マナーといったものも見られているからです。

まず挨拶から。心の準備はよいですか？　**「失礼いたします」**。

　ここは就職試験の面接と同じです。医師の多くは就職試験を受けないので，無意味な余裕を持ちがちで，その世間の知らなさが自信につながります。本当は，実際に会社などで勤務されている方々の苦労を少しは理解したほうがよいかもしれません。常に評価されているなかで，偉そうにしすぎてもダメ，自信がなさそうでもダメ，という微妙なバランスを持つということの難しさを理解しておく必要があるでしょう。

　実際に部屋に入る前に，重要なことは，胸を張ることです。Cuddy[2] が TED でも言っているように power posing してから入るべきなのです。決して positive なことを伝えるわけではありません。できる限り亡くなった患者さんに敬意を表し，威厳・尊厳を示しうる態度を一部だけでも持つよう意識する必要があります。

　少しだけ呼吸を整え，患者さんの家族と心は同調してよいです。つらいものはつらいと感じるのもよいのです。重要なことは**「死亡宣告」という仕事を全うする**ことです。

　白衣の着こなし(特にボタンを閉じるかどうか)および携帯の電源(消してますか？)，靴の色など本来の業務では意外にないがしろにしている部分をもう一度見直してほしいですね。患者家族が見ているのです。

　我々が医師として，その患者に対する最後の診察を行うと同時に，人として，その家族側に立つことを許された唯一の瞬間だと思います。もう死亡宣告以外に我々ができることはないのです。涙を流してもよいのです。しかし，死亡診断および死亡時刻の確認まではプロとしての職務を果たしてほしいです。

部屋の中の緊張：みんなわかっている

　入ってみたらわかるでしょう，あの緊張感。自分だけは別の元気な人であることが許されない空気。外様として立つ以上，**プロフェッショナルとして，胸を張る**ことです。

　すでに患者の生物学的な徴候として，心肺停止していることは，誰だってわかっているのです。患者の家族の気持ちになってみましょう。家族が死ぬときのつらさ。その悲しみが最大のときに「死亡宣告」という儀式があるのです。初めて宣告する人が入ってきたのはよいが，オタオタしていたらどうでしょう。

家族も死亡している事実に集中できません。通常は落ち着いた空気を患者家族も希望しているのです[3]。

　医師は人であってもよいが，プロフェッショナルとして堂々としていなければならないのです。あくまでフリでもよいです。また，優しさと敬意こそが重要です。それをどうやって表すのか，power posing も大切です。堂々と，優しく，胸を張るのです。

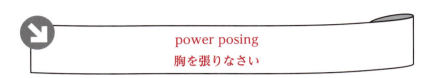
power posing
胸を張りなさい

意外に忘れがちなこと

　先ほど様式美だと申し上げました。かっこつけないといけないのです。映画の『おくりびと』はご覧になりましたか？　ああいう美しさを残す必要があります。そのときに注意すべきポイントというのがいくつかあります。

- テレビの音
- 点滴のアラーム
- NPPV*などの人工呼吸器のアラーム
- 心電図アラーム
- 体幹抑制など(聴診のしづらさ)

　度重なるイメージトレーニングが重要です。家族に厳しい予後であるということを説明しながら最後の宣告の場面を想像して，問題がないかをイメージすることこそがプロフェッショナルでしょう。アラームが鳴ると結構興ざめです。モニターアラームだけではなく，人工呼吸器など静寂の中でシュホーシュホーと音がしますので，これをどうやって切るか，など事前にイメージしておいたほうがよいでしょう。むやみに NPPV のマスクを外してしまうとシュワーっと水も飛び散りえらいことになる瞬間もあります……。是非部屋に入る前にチェックしておいてください。看護師の方に相談するのもよいでしょう。

---

* 非侵襲的陽圧換気(noninvasive positive-pressure ventilation)

実際にかける言葉

さて、実際に診察を終え、家族をみてどのように声をかけますか？

「×月×日○時○分、お亡くなりになりました」。

「×月×日○時○分、ご臨終です」。

ご臨終という言葉については批判的な意見もありますが、基本的にはどれでもいいはずです。様式美ですから。ただ、口に出す練習をしておきましょう。違和感がどうしても残るのです。皆さんプレゼンテーションで緊張したことはありますか？ その比ではないはずです、死亡宣告の緊張感は。このような言葉の選択は論文や書籍を書くときに近いかもしれません。このぐらい気にしながら普段の会話が行えたらよいですね。

この緊張感を感じないような鈍感力がある先生であれば心がかなり強いので、研修で心が折れる心配はないでしょう。

アラームなどに注意
言葉を選ぶ

死亡宣告までの時間
予後予測

ここまで、実際の死亡宣告の現場での話をしてきましたが、さらに難しいところがあります。時間的に死亡宣告より少しさかのぼってみましょう。

実際に「もう厳しい」と医学的に判断してから実際の死亡宣告までの時間というのが最も困難です。医師の仕事は予後予測だということにも触れましたが、本当にそのとおりです。実際の予後予測には終末期領域ではPPI(Palliative Prognostic Index)という短期的な予後(週単位)を予測する指標を用いることも多いです。急性期ではAPACHE(Acute Physiology and Chronic Health Evaluation)スコアなどを用いることがあります。しかし、これらは死亡率という形で表現されるため、実際の患者・家族が求めている「何日で死ぬ」という細かい希望にはそぐわないのです。ただ、医師が思いつきで予測するよりはよいはずなので、是非客観的スコアも併用してみてください。細かい指標の項目は記憶しなくて結構です。こういう項目があるのかということを是非Webや

アプリで確認してください。PPI では生活レベルなどの Palliative Performance Scale，経口摂取の低下，浮腫，安静時呼吸困難，せん妄などが含まれており，APACHE では体温・血圧などの生理学的パラメータの評価，年齢，併存する心臓などの慢性疾患評価項目が含まれます。急性期であればあるほど，血圧の数値など詳細な生理学的パラメーターを使用することが多いです。

実際の死亡（臨終）の現場

「患者が，いよいよ厳しい状況になってきたと感じたら家族を呼び，家族が到着し，最後に家族に一言伝えて，患者はガクッと死亡する」。一般の人にとってはテレビドラマで見たこのシーンが病院で死ぬということのすべてなのです。人が死ぬということは，美しくまとめられることが多いのです。本当にこの形が美しいのかどうかは別問題として，我々医療従事者ですら，テレビ・メディアからの影響でこのようなイメージを持っているのは事実でしょう。

実際には，そんな生易しいものではありません。急変して家族が来る途中で亡くなることもあります。突然，最後に痙攣することもありますし，胸の痛み，呼吸困難を訴えることもあります。一番難しいのは，患者自身は苦しいと言っていなくても，家族が見ていて苦しそう，かわいそう，といった誰のための医療であるかという本質的な悩みに発展する場合もあることです。

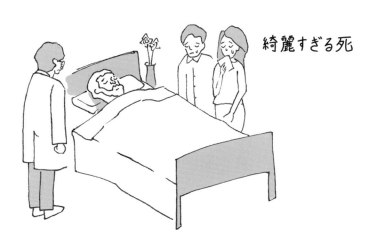

予後予測とスコア
実際の死亡のイメージ

意外に長い死亡宣告までの時間

　現在の日本の医療において我々は家族が到着したから，「厳しいですね。ではマスキュラックス®（筋弛緩薬）を投与してお亡くなりにしましょう」というようなことは当然できないのです（これでは殺人です）。ということで，この実際の臨床現場ではいろいろな出来事が起こり，対応に悩むこともあります。

　そして，リアルな患者がその場で死ぬことになるときに，予想外の時間の長さに驚くのです。みんなドラマの中での音楽やその演出により，美しい感情のみに引き寄せられるのですが，実際の心はより複雑です。一番よく芽生えるのは**「意外に長い」**というような気持ちでしょう（医療従事者と家族のどちらにとってもです）。

　我々が予測できないのですから，何もわからず待っている家族にとっては当然の感情です。忙しい盛りのご家族にとっては，仕事のことで頭がいっぱいの人もいるでしょう。急変です，ということで家族を集めたときの緊張をどのように調整し，着地点をみつけるのかというのはまさしく**アートなのです**。

社会常識

　忘れてはいけないのですが，なぜ長く感じるか？　それは我々が緊急と言って呼び出しているからです。予後予測の不確実さから「いつ亡くなってもおかしくありません」という黄金のフレーズを用いて，家族を死亡宣告の儀式に立ち会わせることが，目標とされることもあります。「親の死に目」という表現もあるので，我々は逆に死亡するときに家族を立ち会わせられなかったということがあれば，罪悪感を覚えがちなのです[4]。この感覚は別に間違ってはいないのですが，本来の死亡という経過をかなり不自然なものにしているとしか言いようがありません。延命処置は行わないと決めているにもかかわらず，家族が間に合わないので到着するまで心臓マッサージ・気道確保を行う……。かなり矛盾した行為を行っている場合もあるでしょう。

　我々は予後予測の不可能をより適切に伝える必要に迫られていると思いま

す。このあたりは今後の緩和医療の考え方，死生観などの発展により変わってくるかもしれません。大切なことは話し合い，敬意を持って対応することです。

意外に長い死亡までの時間
家族に短期予後を悪く伝える傾向にある
すぐ「緊急だ」と

終末期におけるバイタルサインのバランス感覚

　先ほど予後予測が難しいということを述べましたが，絶対に家族を呼ぶべきポイントというのは難しいです。医学的側面を少しお話しすれば，意識がない状況での呼吸様式の変化，例えばCheyne-Stokes呼吸であったり，agonal breathing（下顎呼吸）などはかなり予後不良であると考えられますが，意外に経験値を積めません。こういうものは動画で学ぶのも良いでしょう。ご覧になりたい方がいるようでしたら連絡ください。

　ただ，実際にはこれらの呼吸様式があってもまだ心拍がある場合がかなり多いです。最後の臨床的に頼りになる指標はなんといっても，**心拍数**です。大体，心拍数がモニター心電図で0になれば死亡とする隠れた慣習については触れました。イメージとしては，

　　　　意識＋血圧（数日）→心拍数（数時間～数分）
　　　　呼吸様式の変化（数日～時間）→心拍数（数時間～数分）

Column　覚えていること

　自分の祖父が亡くなったのは，高校生のときでした。危篤（危ないだろう？）という連絡があって，学校から極めて速く走った記憶があります。そして病室に到着し，なんとか生きているということを理解した瞬間は意外に記憶に残っています。しかし，実際にそこから亡くなるまでの間は記憶にありません。なぜか，記憶する自分と経験する自分がここでも違うようです。急変時に急ぐということはこの一瞬の記憶のためにはよいのかもしれないと感じています。「ピークエンドの法則」で説明できるかもしれませんが，記憶されているのはこの瞬間だけということも大切な事実です。皆さんの家族が亡くなったときの記憶はどうでしょうか？

といったものでもよいでしょう。患者によりけりですが、かなりこの流れに沿うことが多いです。この流れを是非経験しておくべきです。普段はショックの診断などで血圧に依存することが多いですが、最後は心拍なのです。バイタルサインって大切ですね。バイタルサインも同列ではなく、それぞれのタイミングでの役割があるということがよくわかるはずです。

人が死ぬというときにどのような心拍数の変化をきたすのか、そしてモニター心電図ではどうなっていくのか？ 家族と同じように「時間かかるなぁ」などと思っている場合ではないのです。プロフェッショナルとして、モニター心電図の変化が気になりませんか？

図1　実際の血圧と心拍数の変化例

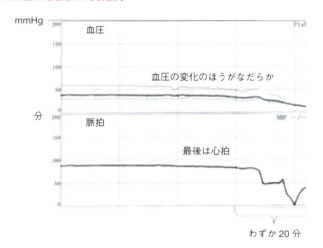

図2　終末期心電図変化の1例

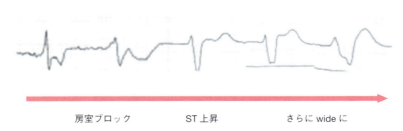

実際には徐拍になり，QRSがwideになります。K値の上昇なのでしょう。STも上昇します。

少しタメが重要

実際にはモニターが付いていると，一度心拍数が0になったとしても油断してはいけません。先ほどの話ではありませんが，電気的活動がモニターでとらえられてしまうことがあり，なかには心臓が動いたと大騒ぎする家族があります。下顎呼吸も同様です。

心電図波形で，2分ぐらいflatな波形となった後にピッとモニター音が出てしまいます。

もうすでに不可逆的な状況であることは明らかでありますが，どのように対応するかは各医師によって違うアートがあるでしょう。

緩和ケア病棟などでは，家族に悪影響がないようであればもともと**モニター心電図などは事前にはずしておく**というのも様式美を際立たせるよい方法ですね。いきなりモニターを外しにはいけないですよね。医師患者関係が重要でしょう。

モニターでの心拍数が0になったからといってすぐに死亡確認するのでは

図3 モニターが0になった後に出る心電図波形の1例

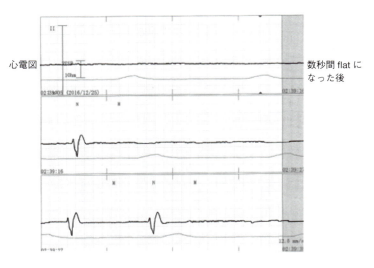

なく，少し余韻を持たせることが多いのが実際でしょう．よほど，家族がすぐに「確認してください」と言ってこないかぎりは，最後のお別れの時間と思い，調整してみてください．個人的には5分ぐらいはあえて待つようにしています．

今後感じてみてください．あのどうにもできない空気感こそがリアルであり，臨床医が考えをめぐらせアプローチすべきところなのです．

終末期のバイタルから学ぶ
少しタメる

剖検：心意気が問われる仕事

死亡宣告すれば医師の仕事が終わるわけではありません．実は死亡後の家族のケアであったり，本人の遺体のケア：death care なども非常に大切なことです．また，医師にしかできない仕事があります．そうです．剖検の相談です．

剖検率が低下しているというのは全世界的に言えることです[5]．実際に臨床してみたらわかると思いますが，死亡前にある程度の診断がつき，死亡原因でわからないものは少ないと考えられていることであったり，患者家族の意向というのが大きく反映し，「お医者様の成長のためなら」という考えがなくなってきたというのも理由の1つかもしれませんが，明らかに減少しているのは事実です．ところでなぜ剖検をするのでしょうか．

臨床医・病理医の関係はすべからく難しいこともある．

臨床的な判断が難しいときに，病理医にすがる気持ちがあるのは，

"tissue is the issue"

というパールにも隠れてみてとれるのではないでしょうか？

ただし，逆に病理医でもかなりファジーな部分があることも認めなければいけません．そしてそのファジーな部分を飲み込んで，術中迅速検査などを行ってくれていることを臨床側の人間は理解し，ともに患者に当たる必要があります．このあたりは第1章の周りの人への心という部分でも触れています．そして，剖検のデータから明らかなことは，すべからく臨床医の診断は当てにな

らないということも忘れてはなりません[6]。

剖検の印象

剖検に関して言えば，特殊事情があります。tissue でもなく，マクロな人体で，残念ながらお亡くなりになった体を対象としています。

皆さん剖検には入られたことがありますか？ 初めて剖検に入るとショックを隠せないでしょう。今まで見てきた患者がこのような形で解剖されるのは，いくら学生時代に解剖の授業で習ってきたとはいえ，全く違った印象を持つでしょう。学生時代の解剖においては，1つの体を何週間にもわたり解剖させていただき，1つ1つの臓器・組織を学習していきます。そこには，繊細さがなければ神経をささっと切ってしまうこともあり，非常に丁寧な作業が求められたことが記憶にあるのではないでしょうか？

剖検は違います。マクロなのです。これはどう表現するのが適切かはわかりませんが，「**臓器を迅速に摘出し，組織に切り分けるために無駄を省くこと**」に集中する形となります。

それ以外にありません。この方法はどの教科書に載っているのでしょうか。筆者は残念ながら読んだことがありません。外科の方法とも違う，解剖とも違う。病理医の中だけで受け継がれる業なのでしょう。

「正直，これでよいのか」と考えてしまうのが，研修医が剖検を初めてみるときの感想のはずです。臨床医が剖検を依頼することに躊躇する大きな理由の1つは，ここにあると言ってもよいかと思います。学生の解剖学の授業とは全く異なるこの「解剖」の違和感の出どころは何でしょうか。

それぐらい強烈な印象を持ちます。この感覚は患者に共感していればいるほど強い可能性があります。

屍を超えていく医師としての宿命

この一般的な感覚から言って強烈な検査をなぜ強いるのでしょうか？ 我々はその検査は患者の役に立つ，いや，役に立たせるという強い思いが必要です。その心意気がなければ，当然剖検を家族にお願いすることなどできないでしょう。

「ほとんどの人が希望されませんが……」という表現はよいかもしれません

が，「役に立ちません」ということが心の中にあっては当然医師としてダメなのです。

ではどうするのか？　臨床的な疑問点を掲げ，それを次の患者に，また自分の知識向上に活かし，目の前の患者への敬意を払う，その心意気を問われているのです。

亡くなる・死亡するには理由があります。あのASTのわずかな上昇はどうだろう，CTで一部みえていた病変はどうか，などさらなる疑問があるはずです。それらを必ず同定し，患者のすべてを逃さずみるという心意気が重要であり，そう考えれば，病理解剖は必須なのです。患者の身体を真に深くみることができるのはここだけです。科学的なfeedback，特にcase reportとして残すことができれば，どんなによいでしょう。少なくとも症例を共有することこそが重要です。CPC(clinico-pathological conference：臨床病理検討会)が研修医に必須となって久しいと思いますが，よく睡眠時間と勘違いしている方も多いのではないでしょうか(当院のレジデントもよく寝ています)。そして学会発表のプレゼンテーションよりモチベーションが1/10ぐらい低いことも理解できないわけではありませんが，つまらないと思うのであれば自分で面白くするしかありません。そして学ぶべきです。

剖検に同意いただき，勉強させていただいた場合には家族とその結果について当然共有するわけですが，残された家族へ電話で連絡するのはどうかという考えもありますが，剖検に協力してくれた家族にはCPCでの結果や議論まで含めて報告するのが望ましいと思います。それが，我々が家族にできる最後の敬意なのです。

しかもこのような敬意を苦しむ患者すべてに与えるべきです。そういう思いが自分としては「すべての症例をcase reportに」という表現に至らしめているのだと思います。

病理解剖を勧めてみましょう。専門家であれば特定の臓器だけでもよいので勉強させてもらうという心意気が大切です。

屍を超えていく
剖検には強い意思が必要

M&Mカンファレンス

確率100%の失敗

　M&Mカンファレンスというものがあります。mortality & morbidityの略であり，今では日本でも一般的であるため，珍しくもなんともないかもしれません。mortalityというのは死亡であり，死亡した患者であり，morbidityというのは基本的には合併症をきたしたような患者が対象です。

　これらの合併症をきたしたり，死亡した患者を，我々が顧みることで次の患者によりbetterな診断・治療をしていこう，というカンファレンスです。M&Mカンファレンスに提示しなければいけないような患者を受け持ったことがないのであれば，本当に運がよいかもしれません。ただ，絶対にそんなことはありえません。医師は臨床をしている以上，必ず人の死というものに遭遇するし，合併症を経験します。そして，反省する心を持つということが重要であるのは，これまでにも触れてきました。さらに言ってしまえば，我々医療従事者は**100%の確率**で非医療従事者からすると一見「失敗」と考えられてもおかしくないことをする(している)ことを忘れてはなりません。これは「心」の章でも触れました。

　医療的に正しくとも，非医療従事者からみたら「失敗」とされることなど，山ほどあります。それぐらい大変な状況で医療を行っているのです。あきらめてくださいということを言っているのではないのです。なんども言ってきましたが**「最大限のパフォーマンスをする」**ことが重要です。

　そのためにM&Mカンファレンスは必須ということです。なにより患者が死ぬということはすべてM&Mカンファレンスの対象であり，予期せぬ，予期していたとしても重大な合併症があれば，確率論に対して我々は抗う努力をし続けなければいけないのです。これは新しい診断方法・技術という開発だけではありません。臨床現場でのワークフローの改善というシステム側でのマネジメントを含むこれらの努力の跡を1つ1つに残すことが重要なのです。

我々は必ず失敗する
合併症に遭遇する

後医は名医

では，M & M カンファレンスで死亡症例を提示した流れを考えてみたいと思います（注：フィクションです）。

> 45歳男性。胸痛で救急外来を受診したが，来院時には落ち着いていた。血圧に左右差はなく，心電図異常もなし。血液検査を行い，結果を待っていたところ，トイレに行きたいということでトイレに行かせたところで突然倒れた。
>
> 最終的には大動脈解離の診断に至り，手術はできたが解離により3機能障害（麻痺）が残り，リハビリ施設への転院が決定した。

当然このような症例を共有すると，大体まず「胸痛で大動脈解離を疑ったらCTだろう」とか「トイレに行くなんて！」という意見が出るでしょう。当然です。大動脈解離と知っているのにそのような対応は考えられないからです。

「後医は名医」

誰だって結果がわかっていたら当然最初にCTもとるし，トイレにも行かせないでしょう。患者側にとっては残念なことではありますが，これはいくつかの確率で起こる話なのです。周りからの意見というのは極論してしまえば，「家の外にでたら交通事故にあうので外に出ないでください」ということを誰にどのくらい強要できるのかということに近いです。忘れてはいけないこととして，医療者側の安全を確保すればするほど，無駄な安静・余計なケアが増え，患者満足度の低下が考えられます。いくつものリスクモデル，検査前確率を上げる方法はあるのですが，それでは解決できない問題があります。今まで皆さんは感度100％，特異度100％という話を聞いたことがあるでしょうか？ありえないのです。あるとすれば，結果側のgold standardとされるもののみです。つまり，以下とも言えるでしょう。

「後医は感度特異度100％のモデルを持っている」

では，これらの批判，時に誹謗中傷に関しては，確率論のみで対応すべきなのでしょうか？　否，違うと思います。これらの意見を参考に今後，このような患者（この患者ではない）がきた場合にどのように対応するかということを共有し，宣言し，今回残念ながら望ましくない結果になってしまった患者への敬意を示すことが重要なのです。ただし，ストレスは多いです。臨床医の感覚からはこれを避け，言い訳やシステムの問題に逃げたくなります。さらに心を保つためには後医になろうとすることもあるかもしれません（権力を得ようとすることもその1つかもしれません）。個人の感覚としては当然のことです。日本人は議論が苦手ということに触れました。人を論破することが主体であってはいけません。基本的には人ではなく，その行為であったり，その医学的見解について客観的に議論するように心がけたいものです。

　誰もがつらい，先にも挙げたこの過程を経てこそ臨床現場での患者をみる責任が生まれるのです。上級医はこれらのつらさをかみしめながらやっているのです。先生方も同じ道を歩み，後医となる日がくるかもしれません。そのときには，誹謗中傷ではなく，建設的に発表者が患者に「敬意」を示すことができる環境づくりをしてほしいと思います。これこそがM＆Mカンファレンスの最も重要なところです。もちろん研修医の先生方はいろいろな意見があるということをまず学ぶべきですが。

後医は名医
議論の対象は人ではなく，客観的な事実

訴訟との闘い

　なんだ⁉　この物騒なタイトルは，ということですが，この話題は是非とも触れておきたいと考えます。なぜなら，当たり前ですが，医者はすべからく訴訟のリスクがあるからです。前述のとおり「我々医療従事者は100％の確率で非医療従事者からみて**失敗**と考えられることをする（している）」のです。研修医はその最たるものです。

　「オレは研修中なのに，守ってくれないのか」。**守れるものもあれば守れな**

いものもあるのです。病院として，保険として守られることはあります。保険は加入しておくべきでしょう。保険というお金の話とは別で，医療従事者のプロフェッショナルとして訴訟に関して基本的によく言われていることは，透明性と説明責任です[7]。臨床家としてここから考えておくべき大切なことは2つです。1つは**姿勢**，もう1つは**記録**です。

姿勢

簡単な話です。**真摯に日頃より勉強しているか，真摯に患者に向き合っているか**，これだけです。もちろん，これに関しては体力の要素も含まれます。例えば当直で診断能力が低下しているというのは言い訳にはできないのです。そんなの病院のせいだろう，と言いたいところですが，いや体調が悪いのであれば，休むべきなのです。ここも個人のプロフェッショナリズムなのです。

患者のために常に努力し，自分の診断にも問題があるかどうかの冷静な判断をすぐに求められる。これはかなり大変です。しかし，やるしかないのです。しつこいですが，重要なことは患者に対して真摯な姿勢を示すことです。どんなに軽症だと我々が思っていたとしても，すべての患者に対して，「あなたのためにこのようなことをしたいと思います」という姿勢が重要なのです。

これは第1章の患者に対する「心」につながりますが，そのような姿勢を持つ必要があなたを救うこととなります。例えば，研修医のときに「あなたでは物足りないのよ」ということを言われれば，言い訳するのではなく，やはり**上級医に頭を下げて一緒に診察してもらう**。この姿勢が重要なのです。このバランス感覚の重要性はこの前の章でも触れましたね。

そして残念ながら患者・家族の納得が得られないときにも，この姿勢は大切です。前にも触れました。**「逃げてはいけない」**ということを思い出してほしいのです。患者・家族に対してもそうですし，その1つ1つの結果・事実に対してもです。真摯に向き合っていってほしいです。その姿勢があれば事実を隠す必要はありませんので透明性もついてきます。

訴訟のための姿勢
逃げてはいけない，真摯に向き合う

記録

　もう1つ重要なことがあります。それは記録です。「なんだ？」と言われるかもしれませんが，これが一番重要です。英語では documentation と呼ばれるものです。カルテ記載に関しては，自分も苦手ということは述べましたが，この患者説明の記録は欠かしてはいけないのです。真摯に対応したということを記録するのです。診療録に関しての適切性はすでに述べましたが，もちろん公文書として，タイムリーに客観的に，過不足なく記録できればベストですが，前述のとおり，情報のすべての記録には限界があります[8]。抽出化するしかないのです。では，どうするのか？　一番大切なのは，**患者・家族の反応**です。

　かなり抽象的ですが，我々からみて納得している，納得していないということだけでもよいのです。そこが重要です。いくつかの例外を除き，訴訟であったり，問題になる場合はそのほとんどに心当たりがあるはずです。その心当たりがある場合は，先に記録に残し，共有する。そして，記録しながら次に上級医などの助けを求め，注意していくというシステムが必要です。ここで注意すべきは，感情的にならずできる限り客観的に記録することです。

　例えば，「説明中に突然怒鳴りだしたので，いったん会話を終了した。困った」といった感想文ではなく，「適切な説明をしたにもかかわらず，上の者を出せ，と大声をあげたため説明は終了しているものの，理解は不十分であると判断し，本日はいったん終了し，明日上級医と相談しながら説明責任を果たす」といったように，客観的にどのような事実があり，どのように対応したかを記録すべきです（もちろん規則ではありませんし，さらに適切な記録があるかもしれません。記録のみならずこのような態度が臨床現場では大切です）。一番重要なのは即座に記録することです。

　クレームが多い患者・過去にもめた患者などについては，カルテ・診療録を開いたときに，その患者がどういったトラブルを起こしたかということがすぐわかるようにシステムが構築されていることが多いかと思います。ただ，診察に際して余計なバイアスがかかり，一長一短ですので注意してください。感情的な記録は感情を引き起こすことがあります。あくまで，医学的に問題があるのか，説明に納得しているのかという我々の主観を記録するしか今のところは方法がありません。

　患者側が納得できていないとき，リスクを負ってもらうとき，家族がいない

ときなどは特に注意する必要があります。説明をいくら2時間しても，記録がなければブラックボックス扱いで，訴訟になったときには話にならないので，**実際の説明および家族・患者が心配している内容・納得しているかどうかということに焦点を絞る**のがお勧めです。訴訟での定番のフレーズは，「あのとき，私たちはこう言いました」，「ああ言ったのに，聞いてくれなかった」，「それを聞いていればやらなかった」ということでしょう。聞いていればやらなかったという「〜〜だった場合」というすべてのリスクを制御することは不可能です。だから，第三者を用意することです。ここがポイントです（もちろん積極的に聞かねばなりません。特に心配なところは）。

もちろん，前述した姿勢もそうですが，言語化されていない部分が重要になることも多いです。ということで，今まで言語化されていない・できていないような感覚こそ，努力して客観的に記録するよう頑張っていただきたいです。これはその現場を診断することに近いです。言ったことを客観的に考察し，納得している・納得していないなどの部分は医学的でなくとも，まず自分なりの診断学の観点から記録してみる。そしてその雰囲気を伝えることのメリット・デメリットを感じてください。悩んでいることを適切に整理しながら，頭を整理することもできます。訴訟の際には，このような**一言の記録がすべてを解決する**ことがあるのです。

訴訟のためには
いかなるときも記録・記録・記録

患者説明の実際：インフォームド・コンセントとは？

このように訴訟になってしまう前に，姿勢が大切ということに触れました。では実際に患者には普段どのように1つ1つ説明しているでしょうか？

もしかしたら，いきなり患者さんに病状説明をする機会が訪れるかもしれません。実際に患者への説明というのは，基本的には昔，がんに対して死の宣告という表現を用いられていましたが，今は mund terapie(独)：ムンテラを経て，informed consent(IC)：インフォームド・コンセントという表現がよく用いられています。

ICは，法理としての概念であると同時に，倫理上の概念として提起されるということです[9]。一般的には法律的に訴訟における意味のみが先行していますが，ようやく最近になって患者の意思決定支援の方向，つまり倫理的な概念も認められるようになってきました。

一般的な定義は，①医師が患者に勧める治療ないし処置の概要，②その治療・処置に伴う利益や危険性（特に死亡や重大な身体傷害の危険性），③その治療・処置以外の選択肢と，それに伴う利益や危険性，④治療を行わない場合に想定される結果，⑤成功する確率と何をもって成功とみなすか，⑥回復後にどんな問題が残り，正常な日常生活に戻るまでのどのくらいかかるか，⑦その他，同じような状況下で通常，信頼に足る医師たちが提供している情報，の**7項目の説明内容**を必須として，こうした説明を受けたうえで，患者が特定の医療行為の実施に対して与える同意に基づき，医師はその医療行為を行う権限（authority）を持つという一連の過程です[9,10]。

要約すれば，患者・家族にいろいろな治療などについて説明をするのですが，今は前述のとおり，法律的な意味が先行し，ICを行ったかどうかという有無（定性的な評価）のみが注目されるようになりました。しかし，実際にはそのようなことより，意思決定支援の方向のほうがより重要なのです。このコンセプトのずれから shared decision making や advance care planning などという用語も出てきていますが，基本は患者に適切に説明し，患者の意向をくみ取り，治療方針を固め同意を得ることです。

ただ，言うは易く行うは難しです。患者・家族はやはり医学知識がないので，圧倒的に難しいです。なかなかシェアできません。正直，同じレベルには到達できないでしょう。逆に到達できるレベルであれば我々が説明する必要はありません。この微妙なギャップをどのように定義し，まとめていくのかということは重要ですが，臨床現場ではあくまで，「上の①〜⑦を簡単に説明し，患者家族のコメント・意見をもらう」というのが現実的なところです。その際にセカンドオピニオンなども積極的に使ってもらってよいでしょう。

その際に注意しなければいけないポイントは緊急性です。④の行わない場合というのは，トリアージの内容による迷いや，リスクもあるということをしっかり説明しておくべきです。ここさえ押さえていれば，患者・家族も理解しやすいです。実際の死亡率というのも，我々の疫学的観点で言えば，5年で○％です

が，一般の方からすれば余命数年という表現のほうがわかりやすいのと同じです。

　このように表現までこだわり，プロフェッショナルとして理解してもらえたと感じて初めて説明責任を果たしたと言えるでしょう。かといって，忙しい日常診療の中でどこまで全部情報を共有し続けるんだ，という問題は大きな悩みです。Whitney[11]らは shared decision making を簡単な同意を得るのにリスクと医学的不確実さ（治療選択肢が 2 つ以上）で 4 つのグループに分類しました。治療選択肢が 1 つしかない，かつ低リスクでは簡単な説明も許容されるということです。このように重み付けをしながら説明するのも 1 つのトリアージに近いと思います。勉強になりますね！

インフォームド・コンセント
advance care planning
shared decision making

そして再び心

　死亡率が高い，合併症率が高い場合に特に注意しなければいけないこともあります。死の宣告となりうるということです。患者をいたずらに傷つけることは本意ではないですし，情報を伝えるだけで問題になることはない時代だと思いますが，重要なことは伝え方です。初期臨床研修医は，PEACE*プロジェクト：緩和ケア研修会に参加することになると思います。しかしこのプロジェクトにどのくらい真剣に取り組めるのかというのは重要なところです。自分の頃を振り返っても 20 代の終わりで患者の立場に立つのは難しいということもよくわかります。しかし，このような研修の中で是非自分が本当にその患者になったり，患者の家族になったりするときの気持ちを体験してください。伝える方法として必要なのは，テクニックではありません。言葉尻などは少々間違えてもよいのです。敬意があり，最大に努力しているということを伝えることだけです。**大切なことは目にみえないのです。**

---

* Palliative care Emphasis program on symptom management and Assessment for Continuous medical Education

学習とコミュニティ

軽めな話に移り，勉強会などについても触れたいと思います。

病院外での勉強会

今は昔に比べて勉強会が本当に増えました。毎月，下手したら毎週（いや，毎日！？），院外で研修医向けの勉強会があるでしょう。しかも今は全国津々浦々からいろいろなところに勉強しに行けるというように交通の壁すらなくなっているように感じます。これらの勉強会については「アタマ」でも触れましたが，ここでも少し別の視点から触れておきます。

まず，これらの勉強会も一種のコミュニティです。簡単に言えば，参加しなくとも臨床研修は終了できますし，立派な医師にもなれると思います。もちろん能力的に不足していると考えられる場合，研修先から勉強会や外の病院へ派遣されることもあるかもしれません。今の時代の問題はインターネット/SNSの普及により，これらの勉強会のよさが伝わる一方で，参加していないことでの劣等感もあるのではないでしょうか？　もしくは参加していないと情報に乗り遅れるという焦りもあるでしょう。

この感触は学会も同様です。確かに病院の中でずっと診察・治療を行っていると周りの情報から取り残されることが多々あります。それほど医療の世界の進歩は速くなりました。学会のみならず勉強会などに参加すると，他の病院で実際にどのような悩みがあるのか，ということを考えることになるのです。やはり我々が勉強し続けることは大切であり，貪欲に学ぶべきでしょう。

院外勉強会の問題点

これまでの「心」や「からだ」でも触れてきましたが，コミュニティに入るには共通の言語を理解する努力が必要となります。この初期臨床研修という裏国家試験でも用語集があると言いました。SQというような医学用語に加え，第1章「心」で少し触れた隠語もこれに当たります。これらの用語を学習し，スムーズに使えること，時にはウィットに富んだ形で使用することでようやく医療従事者の仲間となります。それぞれの勉強会でも同様です。例えば，ケースカンファレンスなども言語が重要です。共通の用語およびお決まりの流れで質問す

るなどがお作法です．鑑別診断を行ってくださいというところで，お決まりの疾患をあげ，ある程度演者の先生の流れに乗ることが重要なのです．take home message が大切なのはすでに触れました．ただ，同じコミュニティにいると同じような言語，同じような議論になりやすいのでそこは注意しておいてもよいでしょう．自分もこの点に関して本当に反省しており，最近，さまざまな場で勉強させていただいています．このあたりの言語はスラングですので，自分のスラング数を増やしていくしかないですね．

コミュニティでの信頼を得る方法

　面白いことに，ケースカンファレンスでも，常に我々は試されています．例えば，ケースカンファレンスはレジデント向けにはクイズ形式で行われることが多いですね．これらはみんなの前で知識を示すよい機会であり，しかし，逆に恥ずかしい答えはしたくないのです．小・中・高での授業に戻ったような感じですね．当てられるのは嫌で，あのときと同じ感覚です．

　やはり，解答が違ったときに受けるのは「あいつは知識がない」というダメなレッテルをはられるというリスクでしょうし，解答を見事当てたときに受けるのは「あいつはデキる」という称賛でしょう．

　これは恥という表現を用いることがありますが，臨床現場に比べればたいしたことのないリスクのはずです．ですが，臨床医はリスクを負いたくないと思う傾向が強いです（医師はケチだとも言いました）．これらは「アタマ」で触れたように臨床現場で信頼というものを獲得することが必要であることと，さらに「心」で触れたように周りの人から見られた自分への期待を壊したくないのです．

　この場で行われていることは極めて教育的なのですが，スラングと同様で，一定の key word を取り上げることで，コミュニティの一員であることを示すということだけに終始することがあります．ダメなレッテルを怖がる先生のために述べると，リスクが一番低いのは解答する前に，「あえて，わかっていることをアピールするために質問する」ことが多々行われますね．発熱していたら，「海外渡航歴はあるのですか？」，「MSM＊の可能性は？」といった具合ですね．お決まりというやつです．

＊　男性と性交渉をもつ男性（men who have sex with men）

最近，しばらく離れていた GIM のカンファレンスに行ってみると key word が変化しているわけです。これらのお作法も時代のトレンドがあります。ファッションみたいなものですね。

ケースカンファでの信頼構築
お決まりの質問：お作法を学ぶ
スラングを増やす
カンファを比較する

カンファレンス・レクチャーで寝てしまう人に：取捨選択の時間

　参加型の院外の症例検討会：ケースカンファレンスで寝ている人はほとんどいないのですが，いわゆるカンファレンス・レクチャーについて触れておきたいと思います。意外に無駄ではないのでは，ということを前章でも触れました。ここで話をしたいのは，研修医はレクチャーを希望するのですが，**「なぜか寝る」**ということについてです。

　これは日本人の特徴でしょうか。ひたすら寝ている人がいる。寝るような講義をする指導者側が悪いということになっています。まぁ，その気持ちもわからなくないんです。自分も結構睡魔には弱く，結構爆睡していました（笑）。

　この問題解決には 2 つあります。
　　①講義者側の工夫
　　②聴講者側の工夫

　①については当たり前の話に聞こえますが，例えば，ケースカンファレンスのように参加型にすることも 1 つでしょうし，時間単位で区切るということも 1 つです。ただ今回は研修医の側に立って，実際でのレクチャーの聴き方に注目してみましょう。

　②の聴講者側の工夫ですが，もちろん疲れていないベストコンディションで挑むということも 1 つです。しかしベストコンディションで挑んでいても眠くなりますよね？　これは何が起こっているのでしょうか？　簡単です。情報過多なんです。

自分も今でもよくやってしまうのですが，講義の始めでばっちり目が覚めているときに限って途中で眠くなるのです。これは簡単な話なんです。一度に入れていく情報量が多くなり，疲れて脳が限界値となると考えてもらえればOKです。ずっと自分も悩んでいました。モチベーションが低いわけでもないのになぜ眠いのか？　もちろん研修医の頃は物理的に睡眠時間が短かったのでそのせいだと思っていましたが，今でも眠いんです……。
　いくつか解決策はあるでしょうが，最も効果的なのは

- 講義で持ち帰ることは3つまでにする（take home messageに限らなくてよいです）。
- 講義の内容というより，講演者の持つ1つの哲学・生き様のみをくみ取る。

　つまり，そぎ落とすことです。最初からそのつもりでほとんどステるということを考えて聴くのと全部吸収するぞというのでは全く違うのです。言い切りましょう。**全部は吸収できない**です。無理です。忘却曲線の原理から言っても無理です。患者との会話および共有した時間をすべて書き下ろすことができないのと同じであきらめが重要です。ここ10年ぐらいはtake home messageとして，講演者がまとめてくれることが多くなりましたが，講演開始には不明なんです。親切な講演者は最初に結論を言ってくれるでしょう。ただ，そのまとめが自分にとって一番役に立つのかはわからないです。参考にしてもよいですが，是非自分の頭でざーっと聞くと，もう少し知りたいと思ったところは自然に疑問がわきます。この疑問も含めて3つにしましょう。
　ただ，もうちょっと全力でいきたい人は徹底的にメモですね。ただメモを取るだけではダメです。まとめながらメモりましょう。通常のメモのみでは眠くなります。単純作業ですので。
　落書きでもキーワードでもいいのです。ストーリーを作ってしまうことです。メモの作り方や伝え方は是非一度『仕事のスピード・質が劇的に上がる　すごいメモ。』（小西利行著）などを読んでみてもよいかもしれません。1つだけ注意があります。講義終了後に読み直す自分を思い浮かべてやってみてください。メモしているときはわかったつもりでも頭にほとんど残っていません。かなり丁寧に書いたほうがよいでしょう（笑）。
　せっかく話を聞くんだから，是非その演者の先生の人生などを想像してもよ

いのではないでしょうか？　なんでこのような考え方なんだろう，とか他の先生の意見とどう違うんだろう，なんてことも考えられるようになればいいですね。レクチャーでは自由ですから。演者にとっては，寝られるほうがつらいですからね。ニコニコ聞いていたら別に他のこと考えていてもわかりません。是非enjoy してください。

レクチャーで寝ないために
情報過多→3 つぐらいに絞る
後でイメージできるように本気でメモる

勉強会：of yourself, by yourself, for yourself

　これは非常に重要です。自分たちが自分たちのために自主的に集まって勉強会をしたり，指導医に必要なレクチャーを求めたりということを，自分たちの責任で行う。これほど大切なことはありません。前にも触れたかと思いますが，与えられた受動的な情報より能動的に得た情報は定着します。そして自己決定したことの内的動機づけの強さは理解する必要があります。自分で決めたか，決めていないのか，この差は大きいです。

　しかし，忙しい研修医が人を集めたり，そのあたりに時間をさけるかどうかということはチャレンジングだということもわかります。ただ，得られるものは大変大きいです。筆者は，抄読会をしていました。非常によい思い出です。結構キツかったです。大変でした。朝 6 時 30 分からでしたので当然脱落者勃発でした。個人的な経験から夕方はみんな忙しいので朝がベストです。かなりキツいのでどのくらいまでやれるか，目標設定も重要ですね。大切だと思うことはたくさんあると思います。その中で何を優先するかです。社会的なトリアージですね。

　それが優先されるべきものであったとしても，キツくないことをずっとやり続けるのもつまらないです。キツかったことこそ，後で思い出して大切な思い出になります。楽してしまったことは後悔しか残りません。

　標準偏差の 95％以内にあることばかりやっていたとしても，ある程度成長はありますが，トップ 2.5％に入るような努力はしてもよいと思います。だん

だん感覚がわかってくると思います。「これは結構キツいから，ようやく頭1つ抜けるだろう（笑）」と。

　先生たちも忙しいと思いますが，自分たちの，自治の利く勉強会などを開催し続けてみてください。これこそ先生方の成長を促すものだと考えます。

　イベントオーガナイザーのような先生もいると思います。是非そのような先生方の助けを得るのがよいでしょう。そのような先生とお話しすると非常に刺激になります。人を呼べる，呼べないなど戦略的にもいろいろな感覚を持っていらっしゃる方です。医学とは少し違う感覚ですが，人を集めたり，自治を行うのには必要かもしれません。

自主的な勉強会は意義がある
標準偏差の感覚を養え

to error is human

　前述のとおり，「医師は必ず臨床をしている以上，必ず人の死というものに遭遇するし，合併症を経験します」。医学的な観点でそうわかっていたとしても，失敗してしまったときの絶望感は避けられないものがあります。

　そして我々のような職業では死や不可逆的な問題に発展しうるのです。これらが起こったときには胃のあたりがぞわぞわする，そして，頭に重さが感じられることもあるでしょう。

　そのときに，注意することとしては，すでに「心」のところでも触れましたが，逃げてはいけないのです。ただ，助けは求めてもよいのです。

- 患者や家族を中心に対応する
- 自分のプライドの話は忘れる
- 自分の心の平静がない場合には少し離れて周りに頼る

　この3つ目の**「周りに頼る」**ということを我々医師はもっと行ってもよいはずです。実臨床で迷うことはたくさんあります。その迷いをないものとして偽りをもとに医師患者の信頼関係を得に行こうとするとロクなことがないのです。迷っ

ている姿があってもよいのです。以下でさらに取り上げてみたいと思います。

対患者のことだけで話しましたが，関係ありません。理論でもそうです。理論が論破されたりするときのあのこっぱずかしい感じである「恥」という概念に対して人間はなかなか耐え難いものがあります。人の前で恥ずかしめられたと感じることがあります。この記憶はなかなか消えません。そして前述の「患者を通じた仕返し」などになりうるのです。恥を覚えるのは通常の反応です。我々は逆に周りにそのように感じさせないように気を遣う必要があるでしょう。

人は間違えます。これを認めることのできる柔軟な心を持ち，常に向上心を持つこと。常に体験するわけではありませんが，ふと気づいたときに思い出してほしいです。

人は間違える
常に向上心を持つ

周りに頼るということ

医療従事者の業務の中でも，**医師は特殊**です。

主治医というよくわからない表現があるように，患者に対して1人で責任を持つ医師が必要ということですね。ここまでの診療録記載や患者説明のところでも触れましたが，伝えきれないほどの人間関係があるのです。だから，医師はなかなか休めません。患者の調子が悪い，話を聞きたがっているとなると，その主たる担当医師が呼び出されるのです……。

さらに，いろいろな先生に聞いても同様の経験があります。なぜか旅行や学会で，病院を出ようとするときに限って呼ばれたり，声をかけられたり，問題が発生するということです。実はよく考えれば当たり前なのです。全部自分でやっているからです。この感覚を持っている先生は完全に主治医制にのっとられている先生です。ずっと自分でやっているので当然どこかに出かけようとしても連絡が来ます。出かけるのがいつであれ，連絡がくるようになっているので仕方がありません。ここは自分で気づくタイミングなのです。**必要な能力は申し送りですね！**

この申し送りという業務自身をできるようになる，そして論理性を持たせることこそが，先生たちが医師として真に成長したところと言えるでしょう。いつも話題にあがりますね。「17時に帰っても呼ばれないようにする指示を出しておくこと。それこそがよい研修医の条件である」というのはよく言われます。

　周りに任せるというのも，周りに対してただ指示をしたり，投げるだけではなく，自分で取れる責任の範囲を理解し，敬意を持って依頼するという過程が大事だと思います。

周りに頼る
周りにも敬意を払い，責任をとる

文献

1. 新城拓也，森田達也，平井　啓ほか．主治医による死亡確認や臨終の立ち会いが，家族の心理に及ぼす影響についての調査研究．Palliative Care Res 2010; 5: 162-70.
2. Cuddy A. Your body language shapes who you are. San Francisco: TEDGlobal, 2012.
3. 日下部明彦，平野和恵，池永恵子ほか．地域の多職種で作る「死亡診断時の医師の立ち居振る舞いについてのマニュアル」．癌と化療 2014; 41(suppl Ⅰ): 42-4.
4. 髙柳和江．死に方のコツ．東京：飛鳥新社，1994.
5. Shojania KG, Burton EC. The vanishing nonforensic autopsy. N Engl J Med 2008; 358: 873-5.
6. Shojania KG, Burton EC, McDonald KM, et al. Changes in rates of autopsy-detected diagnostic errors over time: a systematic review. JAMA 2003; 289: 2849-56.
7. 李　啓充．アメリカ医療の光と影―医療過誤防止からマネジドケアまで．東京：医学書院，2000.
8. 上月正博．医療倫理と安全の基礎知識―医師のモヤモヤ・患者のモヤモヤ．リハ医 2014; 51: 551-4.
9. 玉井真理子．生命倫理学への招待．信州医誌 2002; 50: 3-8.
10. ジョージ・J・アナス(上原鳴夫，赤津晴子訳)．患者の権利．東京：日本評論社，1992.
11. Whitney SN, McGuire AL, McCullough LB. A typology of shared decision making, informed consent, and simple consent. Ann Intern Med 2004; 140: 54-9.

Chapter 4 明るく輝く未来に

　さて，ここまで研修医に必要な「アタマと心とからだ」，そして，それらを統合した完璧人間の毎日と特殊な日々について触れてきました。
　最終章ではもう少し年単位の長期的なビジョンに移行したいと思います。10年後に先生方が何をしているのか，ということについて考えてみましょう。
　まぁ，いわゆるキャリアの悩みですね。

キャリアプラン（パス？）

初期研修と信頼

　先生方はもうすでに初期研修医だと思いますが，どのように研修先を選びましたか？
　筆者は全く大学に行っておりませんでしたので，本当に情報がなく市村先生の『臨床研修の現在―全国25病院医師研修の実際』の本を読んで情報収集させていただいたのを覚えています。今はインターネットで情報がいくらでも入手できる時代ですが，なんだかんだいってランキングとかこういった本からの情報に頼って選ぶ先生もいるのではないでしょうか？　キャリアの選択に関しては，医師だけではなく，一般的な企業の就職活動においても当然，ランキング・人の評価に左右されます。特に「この分野の勉強がしたい」，「この治療が行いたい」という明確な目標がない場合は，比較してよいという噂であったり，歴史が長いところを選ぶ傾向があるのではないでしょうか。これって何かここまで触れてきたところの話に似ていますね。そうです，**信頼**です。
　臨床現場などもそうですが，基本，不安定な状況で求められるのは信頼なのです。ということで，歴史のある**研修病院**は信頼されることが多いです。大学受験において，東京大学などに信頼があるのと同じです。前述のランキングは日本での信頼度に強く影響を受けるので，ずっと同じような顔ぶれになって

しまうことが多いです。さて，これらの研修病院は本当に「よい」のでしょうか？

職場の選び方
ランキング
結局は信頼・歴史に影響を受ける

はっきり言って一長一短

　自分も市村先生と同様に初期臨床研修が終わった後に，どさくさに紛れていろいろな病院を見学させていただきました。これは医学書院の医学界新聞で「研修病院見学ルポ」として「ええとこ」だけ連載するという企画でした。今となっては古くてありふれた話ですが，当時では比較的面白い経験をさせていただきました（その節は各病院の先生方ありがとうございました！）。「ええとこ」だけ掲載しましたが，もちろん各病院にはよくないところもありました。どの病院でもよいところもあり，悪いところもある，つまり**一長一短**です。研修医の生活スペースなどのよさがあっても，指導体制はもう少しとか，逆に指導体制は恵まれているけど，研修医のためのスペースなどがなく生活しづらいなど……。

　ちなみにいろいろな病院を見学して感じた一番異なる点は，いわゆる**裏国家試験用語集②③**のスラングの話ですね。フォーリーといったり，バルーンカテと言ったりしますし，治療方法の具体的な違いで言うとヘパリンの投与方法も輸液バックに追加する施設もあったり，なかったりとさまざまです。こうしてみると，施設を異動するということに医学的なメリットがあるかどうか疑問すらわいてきます。

本当に大切なものは人（仲間）

　施設ごとに差があるということで，アメニティー，検索ツール，勤務環境などの違いは研修医の「心」に影響するかもしれませんし，指導体制は「アタマ」や「からだ」に影響するでしょう。ただ，ひとたび研修内容を全体として考え，一人の完璧人間ができ上がっていく状況に関して言えば，細かく特徴はありましたが基本，研修医が到達できるレベルというのは全国津々浦々で大きく変わら

ないように考えます。

　初期研修で実感したのは，**大切なのは同期の仲間である**ということです。これにつきます。結局，刺激を受け合うのは同期であり，同じ研修病院で研修したという仲間は一生ライバルです。よき仲間に出会えることが大切です。もちろん，カリスマ指導医であったり，システムがよかったり，歴史もよいのですが，如何せん最後は「人」です。

　自分も神戸中央市民病院で同期だった先生，聖路加国際病院に来たときの同期の先生には刺激ばかり受けてきました。現在においてもです。負けねーぞ！（別に勝ち負けではないのですが）という気持ちで頑張れるのも事実でしょう。社会的比較理論を提唱したFestigner[1]は「人には自己の意見や能力を評価したいという動因が存在し，それらを評価する物理的な指標がない場合，他者との比較によって評価を行う」と言っています。当然なのです。

　ただ注意しておくべき重要なことは，このような感情が過剰となり，衝動となり，同僚や患者などに悪いとされる影響を与えないことです。これはここまでの章でさんざん触れたので軽く触れるにとどめておきます。

　志賀先生の『医師人生は初期研修で決まる！って，知ってた？』というタイトルにあるように初期研修は本当に大切です。こういった話は自分の研修医時代からあるのですが，自分の感触としても初期研修だけではなく，人生は出会った人で決まるということです。

　「まだ医師にもなっていないのに人って良いも悪いもわからないよね？」という意見もあるでしょう。そのような方々にはランキングとか噂も一助になることと思います。

　どこもほとんど変わらない
　重要なのは同期・仲間

キャリアと後期研修病院の勘所

　初期研修病院は人気ランキングがありました。じゃぁ**後期研修先ってどうやって選ぶのか**，という話にも触れましょう。後期研修になったとたん，急

にランキングが消失します。これは面白いことに普通の企業でも同様です。新卒に向けてのランキングはあるのですが，ひとたび中途採用になると怪しい（印象をぬぐえない）転職サイトなどの割合が増加していきます。偏差値至上主義・ランキング依存で育ってきた先生方にとって，これは苦渋の選択となります。初期研修は市中病院がランキング上位だということで選んだのに，ここから迷子かよ！，ということは多々あると思います。よく悩むのが**大学か市中病院か**ですね。ここからは偏差値で比較することが容易ではないキャリア選択です。判断の難しい世界に足を踏み入れることとなります。

　実はそこまで迷う必要があるのか，ということですが，ここでも結論は同じです。**重要なのは人**です。

　病院のシステムなども大切ですし，給料ももちろん大切です。ただ，医師という職業であれば，ある程度の給料は確保できると思います。そのうえで人生を豊かにできるかどうかは人との出会い，共同作業した結果によるのです。これに集中しましょう。もちろん信頼度というか名声や評判として，「手術件数が最も多い」「カリスマ先生がいる」「とりあえず東大は安心」ということも1つの評価基準だと思います。選択基準のきっかけはどれであっても問題ないかもしれません。しかし，**人生を大きく動かすのは人**だということは忘れないでおいてください。

　研修内容なども重要ですが，10年後を考えてみてください。病院のシステムや研修内容は変わっていることがほとんどです。今のようなeラーニングや，電子カルテシステムなど20年前では考えられませんでした。つまり，システムは変わりますし，古くなるのです。逆に人との思い出は古いほうが美しいのです。

病院のシステムや給料ではなく
重要なのは人である

人の選び方

　1つ重要なことを述べます。**「自分の目と耳で確かめて人を選んでください」**。インターネット/SNSの普及により，情報共有に関しては苦労しない時代が

きました。特に，先生方(特に指導医)の情報が増えてきています。ただ，メディアの出現頻度は無視してください。これは完全なるバイアスです。情報発信させていただく機会を比較的多く持たせていただいている自分が言うのもなんですが，本当に実力がある先生というのはメディアに出現しないことも多々あります。自分の目で判断してください。プレゼンテーションの「うまさ」に惑わされるな，ということと同じく，自分の目と耳で判断してください。それでダメなら自分の目と耳の問題です。

　自分も多々そういう経験をしました。自分がよいと感じる先生はしばらく付き合うとわかります。もちろん宣伝という意味でそのようなメディアの使用をされている先生方もたくさんいらっしゃいますが，表面と内面は異なります。ということで，本当に自分にあった研修先を考えるのであれば，その人を見込んで，幾度か足を運ぶのがベストです。1回だけであれば見えないことがありますので幾度か話を聞くほうがよいでしょう。

　いったん，研修先を決定した場合には，その場所で，目の前の患者に対して真摯に，しっかりと地に足をつけた研修をしてください。地に足をつけるということは，これは今後の人生に関わる重要なことなのです。その姿勢が今後の人生の行動規範となるでしょう。

人を選ぶとき
自分の五感を信じ・磨きをかける

大学院：博士号・専門医・その他の資格

　人で選ぶということを言いました。これは非常に素晴らしいことなのですが，それでもそんなにメンターなんていないという場合もあると思います。そのような先生には別の選択方法があります。資格です。大学院でのPhD(博士号)をとるのか，専門医をとるのかということがこれまでも大きな分岐点でした。今も専門医制度は確定せず困っている診療科も多くあるかもしれません。なぜこのような資格が必要なのでしょうか？

　先ほどの初期研修の病院の話でも触れましたが，医師の実力なんてほとんど

変わらないんです。同じ学年であれば同じぐらいの能力があると言ってよいでしょう。初期研修など本当にどの先生も同じレベル。後期研修以降であれば自分の時間をどのようなところに注ぎこんだのか，ということだけです。あたかも人間として全体の実力の差があるように見えたりするのは，プレゼンテーション能力でごまかされているだけです。基本的には努力せずに生きている人はいないように感じます。地に足をつけず努力せず，サボっている人はごく一部しかいないと思います。ただ，じっくり話を聞けば明白となるのですが，そのような先生は業務以外のことやプライベートに努力していることが多いようです。

では，このような表面上のいろいろな印象がある医師の中から，どうやって専門領域で最低限しっかりしているかを判断するのでしょうか？　そこで，専門医という制度があるのです。今の日本の専門医などは学会の会費を納めているだけではないかと言われていますが，実力が同じと言われたら専門医の資格がある人とない人だったらどちらを信頼しますか？　もちろん極めて優秀であるという評判がある場合を除いて，専門医の資格がある人でしょう。資格というのはこういう信頼に値するパワーがあるのです。一種の信頼というものを獲得しているということになります。博士号なども同様です。一部の研究費やポジションにつくには博士号が必要となることだってあるのです。今後の選択肢を広げるのであればやはり何かの資格を持つということは医師個人の強いバックアップになると考えます。もし実際に人として誰かよいメンターとなりえる先生に出会えなかったのであれば，診療科と専門医や博士号といった資格で進路を選ぶのも一手だと思います。

それでも迷う場合
資格なども信頼の一助となる

臨床＋αの資格

先ほど転職サイトが少し怪しいと申し上げましたが，時代は変わり転職も普通のことになってきて，キャリアが多様化しています。はっきり言って，転職

サイトが怪しいと言っている我々は「おっさん」「おばさん」化しているのだと思います。今は，初期臨床研修の終了後の選択肢として，一般的な勤務医以外の道というものが多々作られてきています。MPH（公衆衛生学修士）やMBA（経営学修士）という追加の資格習得は1つの形ですね。基本的に医師の仕事は求められる人間性に比してかなり学ぶ環境として視野が狭い状況に陥りやすいと考えます。これらの＋αの資格取得は視野を広げる意味でも大切な観点ではあると思います。ただ，医療の専門性という不確実性の高い村社会ですので信頼度を保ちながらこれらのキャリアを選択するのは容易ではありません。

　自分も「臨床＋α」という会に参加させていただき，幅広い方々といろいろな交流をさせていただくことで自分の視野も広がると同時に自分の人間力の足りなさと将来の不安も増えました。＋αの資格などがそのような不安を解消する一助になることもあります。いろいろな職種への道や資格についても情報がありますのでご覧になっていただいてもよいかと思います。

- 臨床＋α（http://rinsho-plus-alpha.jp/）
- 『若手医師のためのキャリアパス論』：キャリアに関してわかりやすい言葉でコメントされた書籍。資格について参考にするとよいかと思います。

＋αの資格もチェックしておく

＋αの道

　これまではあくまで資格という観点でしたが，職業や就職先などもいろいろ考える時代です。もちろん歴史の長い，厚生労働省の医系技官というキャリアもあります。若い先生方は臨床現場での面白さを感じると思いますが，国策に関わるというのも興味深いと思います。実際には医療現場での問題を国レベルで解決するというこのダイナミックな仕事は，臨床現場ではごく一部の先生を除いて難しいことでしょう。キャリアの選択というのは，あるキャリアを捨てるということです。どれも捨てがたい，もったいない精神の日本人にはそのあたりは難しいのはよくわかりますが，ここは情報をしっかり収集し，前に進んでください。いわゆる，国立循環器病センターや国立国際医療研究センターな

どナショナルセンターや，東京大学・京都大学・慶応義塾大学など歴史のある大学では国策に研究として臨床面から関わることも十分可能だと思います。臨床現場における1人の患者を丁寧にみる診療という面以外でも政治やより大きな視点での仕事に興味がある先生は知っておくほうがよいでしょう。

　政治・国策などは，比較的古くからあるキャリアプランだと思います。今はさらに多様化しています。いわゆる民間企業・コンサルティング会社というものがさまざまな病院経営にまで関わることが大々的に行われる時代となったのです。特に医療費高騰やメディア情報の影響もあり，このようなキャリアの選択から医療費や病院経営に向けたアプローチ，MBAのブームなどが重なり，コンサルティング会社という就職先もかなり視野に入ってきました。ボストン・コンサルティングやマッキンゼーといった超大手でも医師免許を持った日本人コンサルタントの存在が普通となり（以前からなのでしょうが，メディアなどでも目にする時代となりました），医師のマクロな感覚が普及してきたと強く感じています。これらの会社にいると病院などは本当に中小企業であると痛感させられると思います。この感覚はマクロな世界しか知らない人と，実際の医療現場で仕事している人での差があります。どちらがよいとかではなく，これらのハイブリッドした感覚を持つ医師が今後必要になってくるのは間違いありません。ただ，一度大きな形態で勤務してしまうと，臨床現場には戻りにくい人が多いと思います。「臨床＋α」でいろいろ話を聞かせてもらっている遠藤先生などはコンサルティングから臨床最前線に向かうというかなり特殊なパターンだと思います。医療現場は信頼で成り立っているので，外に出たものに対して比較的閉鎖的な傾向があることも戻りにくい理由の1つでしょう。

　さらに，ハイズという会社を経営しているハイ先生とか，産業医の大室先生などは本当に新たな視点で面白いキャリアを形成されています。医師の企業・セルフブランディングですね。Medpeerの石見先生やMedleyの豊田先生なども含めて，最近は遠隔医療・ソーシャルの会社が次々に立ち上がり，医師＋社長という人も出現しています。ここまで触れてきた医療の概念とは全く異なるビジネス色が強い進路となります。

　ハイ先生の『ハグレ医者』などは，非常に興味深い情報もいくつかあるので下記に示しておきます。参考にしてください。

- 厚生労働省医系技官
 (http://www.mhlw.go.jp/kouseiroudoushou/saiyou/ikei/index.html)
- 『医師・医学部のウラとオモテ 「悩めるドクター」が急増する理由』：悩める先生方には役に立つ本。一部臨床以外の医師の仕事についても触れています。
- 『ハグレ医者 臨床だけがキャリアじゃない！』：8人の医師のそれぞれのキャリアの具体的なところから、実際のキャリアプランを考えさせられる一冊。まとめというより情報量を求める先生にはよいでしょう。

+αの就職先もチェックしておく

勤務医と大きな(？)夢について

　医師はケチという話をしました。これは堅実な考え方です。おそらく30代半ばにもなると周りでスタートアップしたり，金銭的にかなり稼ぐような医師以外の同級生も出てくると思います。勤務医は儲かりません。ここでお金の話をしてしまうと夢がなくなるかもしれませんが，普通のサラリーマンですので年収2,000万円プレーヤーになるとか，シンガポールと日本を行ったり来たりという生活スタイルなどは望まないほうがよいでしょうね(望まないかもしれませんが)。

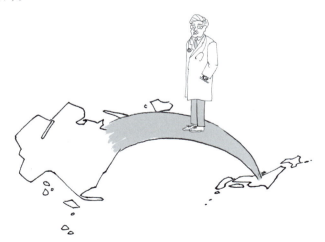

きっと5〜10年目ぐらいになれば，講演会や執筆などの機会も増えてくるので本当に少しですがお小遣い程度の雑所得はあるかと思いますが，基本，爆発的に給料は増えません。基礎研究や研究者は別です。基礎研究などで，あるメカニズムを解明したり，創薬できるチャンスなどがあれば，特許なども含めて勤務医とは劇的に違う給与体系になる可能性もあります。夢というものはそういうものです。何を言っているのかというと，勤務医にとって夢・チャンスというものは限定的であると理解しているほうがよいと思います。もちろん今の時代，新しい手術・技術やデバイスの開発などいろいろなチャンスに恵まれることもありますが，基礎の研究者以上に研究費やそのようなビッグ（？）チャンスには恵まれないと思います。例えば，同級生がパッと聞いて「オイシイ」流れに乗ってきたときに，自分の着実だと思っていた道がどうもつまらなく見えてしまうこともあるかもしれません。そのように比較する習慣があると，ここにきて，多種多様なキャリアにおいてダメージを受けることもあるかもしれません。勤務医を選択するということは，少しネガティブな話になりますが，極めて大きな夢は描かないほうが現実的かもしれません。医療現場で仕事をするということは現実と向き合うことなのだと常に思っています。

医療と信頼

　ここまでさまざまな資格・キャリアについて話をさせていただきました。ある程度理解された方も多いかと思いますが，医療における物事の多くは信頼で成り立っているのです。コンサルティング会社や厚生労働省もそうですが，臨床医としての信頼・政策立案者としての信頼・データ解析能力者としての信頼などは，それぞれの資格，就職先も大切ですが，その奥にある上司・指導者などで評価されることが多いです。「人の信頼」なのです。
　医師と患者もそう，医療従事者との関係もそう，そして病院・キャリア選択ですら信頼です。これは医療だけに限らず，人間社会全体に言えることでしょう。まだ+αの道というもののキャリアの信頼性は歴史が浅いので，完全には確保できていない部分がありますが，これももう少し年月が経てば変化すると思います。

医師という資格は信頼というものの上に成り立っています。おそらくこの多様化された時代ですので，医師ということだけでは信頼は得られない時代がくるかもしれません。不安が強い人ほど，ポジション・キャリア・職位というものに意識が向きます。信頼を得やすい効果がありますので。巷にあるキャリア本が多数あることから，医療職のみならず，どんな人でも興味があることなのだと思います。キャリアに関しては，希望の職務にアプライし続けていくのでしょうが，その過程にはある面白い真理があるのです。

　ずっと以前に自分が教えてもらった大切な言葉であり，また真実でもあります。「ポジションというものは自分で決めるものではなく，人に決められるものだ」ということです。もちろん政治的な画策を行うこともあるでしょうが，最終的にそういう場合にも人に決められてしまうものなのです。自分のみでは決まらないことなのです。**すべてを自分の思いどおりにするということは期待が大きすぎる**ということです。あきらめましょう。どんなキャリア本でも最後は自分の中での成長が主体となっていると思います。人の心を動かすのはそれぞれ一人一人の成長と物語です。それらなくして，信頼を得ようとすることは，現実とのバランスを崩しおそらく心がダメになってしまうと思います。

　医療における大切なことはキャリアなどの部分に紛らわされず，自分に嘘をつかず，**ひたむきに努力し続けること**なのです。信頼を得るというのは地道な作業なのです。これが継続できるかどうか，自分次第だと常に思います。

　そして，キャリアは人に決められると言いましたが，最後はきっと**使命：mission**を感じるときが来ると思います。臨床医としてだけでなく「人」としてその使命を感じることができればその現場の大変さを乗り切れるでしょう。

> ポジションは人に決められるもの
> ひたむきな努力が必要

人と人とをつなぐもの（ネットワーク）

　大切なものは「人」だということを申し上げました。今後さらに，みなさんにとって大きな意味を持つこととなるでしょう。結局我々を助けてくれるのは

「人」です。前章までは勉強させてもらう立場ということで，先輩という一世代上の方々との「縦」の関係について触れてきました。

　本章では「横」の関係です。初期研修の間など，最初の数年は感じられませんが，病院の中でのコミュニティを形成した後は，病院の外にもこのコミュニティは広がっていきます。もちろん院外勉強会などもその1つでしょう。

　医療従事者という非常に小さな世界の中の話です。世界が狭い分，今後，「ネズミ講（というと表現が悪いですが）」のように非常に細かなネットワークが張り巡らされることになります。そしてこれらは，ある時点から急な速度で広がっていきます。これはネットワーク理論での結合と同じです[2]。指数関数的に増加するわけです。

　コミュニティに属するということは安心につながります。これは心理学者マズローの時代から言われている**社会的欲求**です。例えば，自分の施設で自分の居場所ができて（これもある意味社会的欲求），自分の安心が確保できたら次のさらなる欲求が強くなるわけです。そして**承認欲求**につながるのです。医師は比較的早期に承認欲求につながる気がします。そして今の時代はこの承認欲求を満たす方法が増えました。以前はいわゆるテレビに出たり，インパクトファクターの高い（信頼度の高い）雑誌に論文が掲載されるなどしなければ承認されなかったのです。今は，SNSでの「いいね！」などで承認欲求をみたすことが可能となったのです。これは革命です。マズローの理論は否定的な部分もありますが，段階的であることではなく，これらの承認欲求と同時に自己実現欲求が出るでしょう。アクティブな先生方は，自分の実現ということをいわゆる医局などでの成長ではない方向で，今後立ち上げていくことでしょう。

コミュニティで得られる社会的欲求
SNSで得られる承認欲求
マズローの理論もチェック

コミュニティのデメリット

　ここまでコミュニティにおけるメリットについて多く述べてきましたが，デメリットもあります。医療従事者のコミュニティは本当に狭い世界ですから，

すぐに連結します。信頼をなくすのも迅速です。対人関係の問題もきっと出てくるはずです。「心」でも触れましたが，所属することで安心を得るのもよいのですが，すべての人に同じように期待しすぎてはいけないのです。いろいろな悩みが出ることもあるでしょう。そのときのためにそのまま再度ここで記載しておきます。

「**もし困ったらより大きな共同体の声を聴け**」[3]。

そのコミュニティよりさらに大きい所属するコミュニティです。簡単な例えで言えば，全日本とか，世界基準ということでもよいでしょう。患者に対しての善意に基づく医療を行う我々にはきっとよい答えがみつかるはずです。

最後に，コミュニティに戻りますが，一度失ってしまうと，信頼を得るということは大変難しいです。職務内容が信頼から成り立っているので，医療従事者はなおのこと慎重かもしれませんね。もう一度繰り返します，最後は人です。信頼なのです。

> 困ったらより大きな共同体の声を聴け
> 最後は人・信頼である

10年後の自分：5年で飽きる？

さて，縦も横も広がり人とのつながりをもった10年後の自分が何をしているのか，ということを考えたことはあるでしょうか？　なぜ10年か，ということですが，研修医になって経験すればわかります。大体1年目は**緊張と興奮**，3年で**成熟期**がきて，5年で**飽き**ます。

これは「順化」という過程ですから，自然の摂理に近いです。みなさんも研修医2年目になれば，ほとんどのことに慣れてくるでしょう。前に触れたシステム化のような方法を用いることでより効率的には動けるようになっていると思います。3年目にもなれば，ある程度の質を保持しつつ，新しい形に挑戦できる部分すら持ちえます。ポイントは，新しいことを基本とする土台でやっていたとしても，確実に**5年で1度飽きる**ということです。ここまで言い切らなくとも，どこかで飽きてきている自分をかすかに感じるはずです。今は初期

臨床研修で異動する先生が多いですから，初期研修が終了するまでは問題ないでしょうが，同じ病院で働いていたら確実にその流れが来ます。このときが重要です。

前述のとおり，これは心理的に仕方がないことかもしれません。ほとんどの人が飽きますので，より専門性を磨くか，さらにニッチな分野を探るなど，こだわりを持たねばアイデンティティが保てなくなると思います。ここは医師として大きな区切りとなります。

5年というのは医師以外のキャリアを目指すのにもよいタイミングかもしれません。開業も一番早いとしてもどうにか適切にできるでしょうし，いわゆる一般企業に勤めるにしてもギリギリ OK でしょう。要するに5年で1度選択が訪れます。しかし，10年で2回飽きることを考えると，先生方は10年後，何をやっているかは誰にもわかりません。それぐらいみなさんの思考回路は今と違うことは請負です。自分もそうでした。以前の考えとは全く違っています。

「心」の章で時間が解決すると言いました。10年後にはおそらく今の考え方などほとんど記憶に残っていないでしょう。実際に聖路加国際病院に入職するときには「ジェネラルに学びたいです！」と語っていたレジデントもその気持ちは変化して，2年後にすでに特定の専門家になることを多くの先生が選択しています。そして，その気持ちの変化は記憶からも薄れていくのです。誤解しないでほしいのですが，決して悪いことではありません。

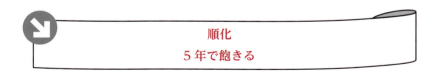

順化
5年で飽きる

10年で得られるもの

筆者の感覚から言えば，専門家になるためには同じことを5年やることが最低条件です。さらに，その分野で一人前となるには10年かかります。Google で自分の名前を検索してみてください（エゴサーチ）。今から職種を変更したとしたら，大体今の検索結果が10年ぐらいすれば完全に置き換わっているでしょう。社会一般で言われる定年となる 60〜70 歳のときに何をしてい

るのか？　ということは考えたことがありますか？

　先ほど触れた同期の先生方と比較してしまうことが出てくるでしょう。10年後に対外的な評価を得る先生方も出てくるでしょう。そのときに心から祝福し，自分も頑張ろうと思えるような努力の仕方をしていけたらいいと考えます。

　筆者も飽きやすいという自覚はあったので，仕事内容も場所もどんどん変えていこうと考えていましたが，聖路加国際病院のよさ，そしてメンターというよいロールモデルに出会えたことから思考回路を変えました。今年で10年目ですが，10年いることでようやく10年間診療し続けた患者さんが出てきました。予後10年ということが感覚としてつかめるようになりました。聖路加で降圧薬処方している患者の10人に1人は10年後亡くなられる可能性があるということを，実際に体験しながら理解することができます。また，それにより臨床現場での感覚が変わってくるのです。これらは同じ病院に長く勤めたからこそ得られた感覚でした。15年，20年でも同じように，続けたからこそ得られる感覚がおそらくあるはずです。

　継続は力なのです。ただ，容易に飽きるわけです。どちらがよいというわけではなく，**長く継続する力と新しいものを選択する力**。これらの適切なバランスを人生をかけて学習し続ける必要があると思います。

10年間ですべて塗り替えられる
10年でしか得られない感覚もある
継続の力

MDでいること

　逆に言えば，みなさんは望めばなんでもできるのです。『宇宙兄弟』のムッタと同じようにNASAに合格するとまでは言わなくとも，みなさんの中には尋常ではないキャリアを選ぶ人が出てくると信じています。是非いろいろなことに挑戦してください。楽しみにしています。1つだけ忘れないでおいてほしいことがあります。ほとんどの人に共通することとして，10年後も先生方はMDです（きっと）。

これは非常に信頼のある称号です。**バイトをするためだけの資格ではありません**。残念ながらそのように考えている人がいるようであれば，MDというものの信頼度をその人が下げてしまっていることになるので非常に寂しい思いです。これはシステム，日本全体の問題でもあると思いますが。

　是非MDであるからには患者のために，医師としての勉強をし続け，患者に有益なことをしてください。どういう形であってもよいと思います。そして，臨床現場に居続ける先生には頑張り続けてほしいです。言うまでもありませんが，努力し続けるしかありません。嫌なことも見えてくると思います。そのような中でもMDにしかできないこともありますし，MDにしか得られない幸せもたくさん出てくるでしょう。**臨床現場にこそMDの本質がある**ということだけは忘れないでください。

　臨床現場は不確実の科学にあふれているわけです。人工知能がどんどん革命を起こしても，基本はまだまだ不確実です。先生方が定年(？)を迎えるまではまだまだ不確実でしょう。臨床現場で患者とともに苦しみ，よりよい医療を提供しようとする心を持ってほしいと思います。これは第一義の使命感だと思います。医師というものの意義，素晴らしさを想像してください。これが自分の願いです。

なんでもできる
MDの本質は臨床現場で患者をみること

継ぐということ

　ここまでキャリアについて触れてきました。医師として一番の信頼を得るには，コツコツ継続することです。地道な道しかありません。場所は変わってもよいのです。自分がやろうと決めたことを，少しずつ形を変えながらでもよいので10年後を見据えてやるのです。その意志は誰かに引き継がれます。自分も誰かの意志を継いでいるのでしょう。**巨人の肩の上に立つ**という表現をしましたが，我々は常に誰もが誰かのおかげで生きており，知識も誰かの得たものを共有しているにすぎません。この継ぐという感覚を持ちながら自分のキャ

リアを形成するのは意外に大切です．以前の自分にはこの感覚がありませんでした．これは第一義ではない使命感に近いです．是非，皆さんにはそれを感じ取る努力をしてほしいと思います．

一人で全部やっているというのは大体30歳半ばで終わります．それからは何を引き継いで，何を次の世代に渡せるかです．次の10年後に，先生方がそのようなことを考えてください．もちろん目の前の1つ1つの仕事ができない先生にはこのような大局観は身に付きませんのでまず目の前のことも大切です．結論としては周りから（できれば患者から）信頼される人で居続けてほしいということです．

信頼を得るには地道な努力
何を引き継いで，何を次に渡せるか？

文献

1. Festigner L. A theory of social comparison processes. Hum relat 1954; 7: 117-40.
2. Solomonoff R, Rapoport A. Connectivity of random nets. Bull Math Biophys 1951; 13: 107-17.
3. 岸見一郎，古賀史健．嫌われる勇気―自己啓発の源流「アドラー」の教え．東京：ダイヤモンド社，2013.

用語集

裏医師国家試験用語集①
いわゆる医療専門用語。特に知識を必要とします。
- primary PCI
- early invasive strategy

裏医師国家試験用語集②
施設ごとのローカルな用語。商品名と一般名が混ざっていることが多いです。
- Foley（フォーリー）：尿道カテーテル
- line（ライン）：点滴のこと。CV line → 中心静脈ライン
- map（マップ）：赤血球濃厚液
- digi（ジギ）：digital examination，直腸診

裏医師国家試験用語集③
悪いアウトカムなどの隠語としての表現。英語だけではなくドイツ語なども語源に当たることもあります。
- ステる（sterben）：亡くなること
- ゼク（Sektion）：解剖のこと
- アポる（apoplexy）：脳卒中になる
- OD（overdose）：薬剤多量内服

あとがき

　長かったですよね……。皆さま，ここまでおつきあいいただきましてありがとうございます。はっきり言って，医学生時代に全く勉強もしていなかった自分が研修医向けの本を執筆するなど想像もしていませんでした。正直なぜ，このような状況になったのかはわかりません。ただ，自分のように全く勉強していなかった者でもいろいろな方々の指導を受け，刺激をもらいこのような機会があるということは，これからの研修医の先生方にもチャンスが多い世の中だ，ということを証明していると思います。

　学生時代には，医師になるのは辞めようとまで思った瞬間すらありました。しかし，臨床の現場でのダイナミックさや人間くささというものを体感し，患者さん一人一人の人生と向き合うということの大切さを目の当たりにする医師という職業は，自分にとって新たな素晴らしい世界を開くことになりました。感受性を豊かに持っていただければ，きっと読者の先生方の心を魅了することでしょう。

　本書のタイトルにある「アタマと心とからだ」ですが，このタイトルは，敬愛するオスラーの「医療はアートであり，取引ではない，使命であって商売ではない。その使命を全うする中で，あなたはその心を頭と同じくらい使うことになる」という言葉からとりました。聖路加に入職しましたので，オスラーはもちろん勉強しておりましたが，以前，日野原先生ともいろいろ話をする中で，再度『平静の心』を読み直したということもあり，本書の企画段階のときにはオスラーの精神がどうしても関わってくると思いましたので，このタイトルにすぐに決定しました。

　この言葉は非常に重いです。医師は勉強します。答えのない科学を学習する中，そして臨床現場の矛盾と向き合う中で，本文でも述べましたが，容易に「医療は取引，そして商売となりうる」のです。「アタマ」だけではダメなのです。筆者自身も，勉強すればするほど，たくさんの医師に出会えば出会うほど，臨床現場でうまくいかなかったりすることでの自己嫌悪や，他の方々からの反対意見が許せなかったりで，自分の心が揺れ動かされる音が聞こえました。モヤモヤした黒い感情に容易に覆いつくされることもあるのです。もちろん，よからぬ感情は時間がきっと解決してくれるでしょう。ただ，誰かに「そ

れって普通のことですよ」と教えてもらうだけでも楽になるはずです．だから，本書をお引き受けしたのです．

　MEDSi 編集部の綱島さんから「子供を育てるような研修医向けの本を作りたい」という熱い思いを伺い，自分が考え得る限り，研修医から成長するにあたって遭遇するであろうさまざまな場面で役立ってほしいという熱い思いを載せて書かせていただきました．

　いくつかの書籍を読み返す中での「平静の心」の大切さ，そして，医師のプロフェッショナリズムというものを再確認した時期だったこともあり，執筆の話は自分にとっても医師としての自分自身を見つめ直すよい機会となり，綱島さんとは何回もやりとりし，本当に迷惑をかけましたが，なんとか形にしていただけて，これほど嬉しいことはありません．

　自分も 6 歳の娘がいますが，娘が医師という職業以外でも社会に出たときにきっと同じような悩みをもつのではないか，と思っています．誰でも感じる心の動きや勉強するうえでの悩みを忘れず，自分や自分の家族がいつかお世話になるであろう将来の先生方にも読んでもらいたいという強い思いも込めています．

　聖路加国際病院の循環器内科の前部長の故 西　裕太郎先生は極めて現場主義の臨床家であり，医学的なエビデンスの知識より自信の経験を加味して「西流」というものを構築されていました．自分はデータでの理論武装が強いですので discussion が平行線になることも多々ありました（笑）．ただ，本当に大切なことをたくさん教えてくれました．一番心に残っていることは「never give up」です．マンガの『スラムダンク』ではないのですが臨床医も「あきらめたら，そこで試合終了」なのです．逃げてはいけないのです．

　本というものは 1 人で作れるものではないということを実感しました．順天堂大学循環器内科の西﨑祐史先生には本書の企画段階からお世話になりました．公私ともに指導していただき，先生との出会いこそが人生にとって一番大切な出来事であったと確信しています．聖路加国際病院の精神腫瘍科の保坂　隆先生にも「心」の内容でアドバイスいただきましたし，筑波大学医学医療系臨床腫瘍学の関根郁夫先生には多くのことをご教授いただき，論文のことなど本書の中でも多々影響を受けた部分が出ています．滋賀医科大学臨床教育講座の伊藤俊之先生および，獨協医科大学総合診療科の志水太郎先生には本書の構成に

ついてアドバイスをいただきました。志水先生には本当にいろいろと相談させていただいていますが，いつも面白くコラボレーションさせていただいています。

　編集部の綱島さんをはじめ，お会いしたことのないMEDSiの方々には最後まで細々と調整していただき，すみませんでした。また，ありがとうございました！　無茶を言ってイラストと表紙を担当してくれたタイジへ，サンキュー！　自分のメンティーだったせいで研修医側の意見を言わされることとなった今村先生や李先生をはじめとした研修医の先生方ありがとう。そして自分を育ててくださった，神戸中央や聖路加の指導医の先生方，これからもよろしくお願いいたします。

　最後にいつも支えてくれている妻と娘には頭が上がりません。ありがとうございます。そして，自分の母，妻を生んでくれた両親にもなかなか感謝を表すことができていないので，ここで感謝の意を表し，ながいながーいあとがきを終えたいと思います。

　　　　　病める人たちに穏やかな気持ちが与えられますように

2017年3月吉日

　　　　　　　　　　　　　　　　　　　　　　　　　　　　水野　篤

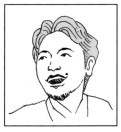

水野　篤　聖路加国際病院循環器内科

神戸出身，京大医学部卒（2005年）。神戸市立中央市民病院（現・神戸市立医療センター中央市民病院）にて初期研修。聖路加国際病院内科専門研修，内科チーフレジデントを経て，2009年より現職。2015年より同院QIセンター・循環器内科/聖路加国際大看護学部急性期看護学臨床准教授。趣味は読書（マンガが多い）。専門の循環器領域だけでなく，医療界全体での後輩育成に力を入れている。私生活での娘の育成はもっぱら愛妻任せ。

黒田泰司：神戸出身，NY在住。イラストレーター，グラフィックデザイナー。ドローイングアーティストとしてもNYのグループ展に参加するなど活躍中。
プロフィール http://taijikuroda.com/

研修医のアタマと心とからだ
モヤモヤ研修生活をどう乗り切るか？　　　定価：本体 3,000 円＋税

2017 年 4 月 27 日発行　第 1 版第 1 刷 ©

著　者　水野　篤
　　　　みずの　あつし

発行者　株式会社 メディカル・サイエンス・インターナショナル
　　　　代表取締役　金子　浩平
　　　　東京都文京区本郷 1-28-36
　　　　郵便番号 113-0033　電話(03)5804-6050

印刷：双文社印刷／表紙装丁・イラスト：黒田泰司

ISBN 978-4-89592-878-6　C3047

本書の複製権・翻訳権・上映権・譲渡権・公衆送信権(送信可能化権を含む)は(株)メディカル・サイエンス・インターナショナルが保有します。
本書を無断で複製する行為 (複写, スキャン, デジタルデータ化など) は,「私的使用のための複製」など著作権法上の限られた例外を除き禁じられています。大学, 病院, 診療所, 企業などにおいて, 業務上使用する目的 (診療, 研究活動を含む) で上記の行為を行うことは, その使用範囲が内部的であっても, 私的使用には該当せず, 違法です。また私的使用に該当する場合であっても, 代行業者等の第三者に依頼して上記の行為を行うことは違法となります。

JCOPY 〈(社)出版者著作権管理機構 委託出版物〉
本書の無断複写は著作権法上での例外を除き禁じられています。複写される場合は, そのつど事前に, (社)出版者著作権管理機構 (電話 03-3513-6969, FAX 03-3513-6979, info@jcopy.or.jp) の許諾を得てください。